# 診断群分類に基づいた急性期包括評価制度

**安達直人** 沼田脳神経外科循環器科病院 院長

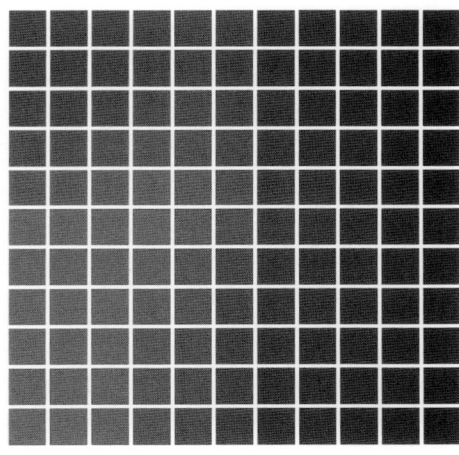

発売　医学書院

**診断群分類に基づいた急性期包括評価制度**

| 発　　行 | 2005年10月1日　第1版第1刷Ⓒ |
|---|---|

発行者（著者）　安達　直人（あだち　なおと）
　　　　　　　〒378-0014　群馬県沼田市栄町8番地
　　　　　　　沼田脳神経外科循環器科病院
　　　　　　　電話　0278-22-5052
制　　作　株式会社　医学書院出版サービス
印刷・製本　東京書籍印刷株式会社
発　　売　株式会社　医学書院
　　　　　〒113-8719　東京都文京区本郷5-24-3
　　　　　電話　03-3817-5657（販売部・お客様担当）
　　　　　　　　03-3817-5650（販売部・書店様担当）

本書の内容を無断で複写・複製・転載すると，著作権・出版権の侵害となることがありますので，ご注意ください．

ISBN4-260-70053-7 C-3057 ¥1100

# 刊行にあたって

　本書は医学書院が発行する「脳神経外科」に平成15年（2003年）より毎月掲載された「特定機能病院における入院医療の包括評価（DPC）の概要について」の12編を再編集したものである。急性期入院に対するDPC制度は，平成15年（2003年）より全国特定機能病院82施設に導入され，翌平成16年（2004年）からはDPC試行適用病院62施設にも拡大された。診療報酬体系の基本方針である「医療機関のコストや機能を適切に反映した総合的な評価」を実施するべく，一般病院を含めたDPCの普及拡大はもはや時間の問題であろう。

　筆者は平成13年（2001年）より厚生労働省保険局医療課において特別医療指導監査官として保険医療行政に従事し，行政官と脳神経外科医としての視点からこのDPC制度を見守ってきた。奇しくも退官後は試行的適用病院で実際のDPC運用を行っている。つまり行政官としての行政業務から保険医としての実際運用まで，DPC制度の一連を目の当たりにしてきた。個人的に貴重な体験であるだけでなく，一般臨床医にも広く保険医療の現況を理解していただけるように微力ながら尽力する運命を背負ったとも感じている。特命である特別医療指導監査官の業務では，「保険医がいかに保険医療を理解していないか，さらに理解しようとしていないか」を身にしみるほど思い知らされた。「保険医が保険医療を知らなかったではすまされない」ことを改めて認識していただきたい。

　本書ではDPC制度に焦点を当て，DPCシステムの基本や利点，また，問題点などを解説する。内容としてはDPCの総論，神経系疾患群（MDC-1）を中心とした各論，および医療指導監査の面からの注意点，について概説してある。もちろん導入時期に著述したものであり，それぞれ仮定とした記述も多々あるが，これからDPC導入を試みる施設にとってイントロダクション的な意味で最もお役に立てていただけるのではと自負している。実際上の運用については現在検討しており，機会があれば具体的に説明申し上げたい。

　現在のDPC制度はまだ未完の域であるが，将来DPC制度が保険医療制度の経済的かつ医療の質向上に貢献することを切に希望する。

平成17年8月吉日<br>
安達直人

# 謝　辞

　今回の出版に際して多数の方のご助力をいただきました。厚生労働省で直接お世話になった方々，私の脳神経外科の素地を作っていただいた方々やご指導いただいた方々，出版に直接ご協力いただいた方々などです。この場を借りて心からお礼申し上げます。(敬称は略させていただきました。また，括弧内職位は当時のものです。)

沼田脳神経外科循環器科病院
　　西松輝高（輝城会理事長），新井旭（病院事務長），本多俊彦（診療情報管理室長）
厚生労働省保険局医療課
　　大塚義治（保険局長），松谷有希雄（医療課長），西山正徳（医療課長），鈴木仁一（医療指導監査室長），関山昌人（医療指導監査室長），矢島鉄也（企画官），江浪武志（課長補佐・DPC 専門官）
厚生労働省大臣官房厚生科学課
　　佐栁進（厚生科学課長），佐藤敏信（健康危機管理対策室長），斉藤剛（統計情報部室長）
厚生労働省特別顧問
　　寺本明（日本医科大学脳神経外科主任教授）
山口県保健福祉部
　　三輪茂之（保健所長）
山口労災病院
　　伊藤治英（院長）
Zurich 大学病院脳神経外科
　　Yasuhiro Yonekawa（主任教授），Karl Frei（教授）
大西脳神経外科病院
　　大西英之（院長），西川方夫（副院長），中嶋千也（手術部長）
聖路加国際病院
　　石川陵一（副院長，脳神経外科部長）
山口県立中央病院
　　山下哲男（脳神経外科部長）
医学書院
　　山崎恵美（編集室長），松永彩子（脳神経外科編集室）
安達恵美子

# 目 次

刊行にあたって……………………………………………………………前付

謝辞………………………………………………………………………………前付

1　Diagnosis Procedure Combination（DPC）とは……………………… 1

2　診断群分類と決定方法…………………………………………………… 3

3　包括評価点数の算定方法………………………………………………… 7

4　「脳腫瘍」における医療行為別の包括評価点数比較……………………11

5　「くも膜下出血・破裂脳動脈瘤」における医療行為別
　　の包括評価点数比較………………………………………………………16

6　「非外傷性頭蓋内血腫」における医療行為別の
　　包括評価点数比較…………………………………………………………21

7　「脳梗塞」における医療行為別の包括評価点数比較……………………27

8　「頭部・顔面外傷」，「非外傷性硬膜下血腫」における
　　医療行為別の包括評価点数比較…………………………………………34

9　「未破裂脳動脈瘤」における医療行為別の
　　包括評価点数比較…………………………………………………………40

10　2004年度改定の概要と包括評価点数の推移
　　（対2003年度比較）…………………………………………………………45

11　2004年度改定による包括評価点数の推移
　　（各診断群比較）……………………………………………………………50

12　保険請求における留意点：
　　審査支払い・指導監査の視点から………………………………………57

　　用語索引……………………………………………………………………66

# Diagnosis Procedure Combination（DPC）とは

　特定機能病院の機能を適切に評価し，その機能にふさわしい良質で効率的な医療を提供する観点から，「診断群分類」を活用した包括評価を平成15年（2003年）4月1日より導入することになった．脳神経外科疾患も当然含まれており，特定機能病院に勤務している脳神経外科医はこの包括評価に則って今後は保険請求しなければならない．特定機能病院以外に従事している脳神経外科医には不必要と思われるかもしれないが，医療資源のコスト管理を含めて良質で効率的医療を考えるうえで，理解と認識は不可欠と考えられる．

　主に特定機能病院以外に従事している脳神経外科医にご理解をいただくため，平成15年3月13日告示の概要を第1報として解説する．脳神経外科領域に関する詳細な診断群分類などについては，追って報告させていただければと思う．

　これまで慢性期疾患を対象に包括評価が行われていたが，今回は急性期入院疾患を対象とし，しかも大学病院を中心とした特定機能病院における導入が大きな特徴である．

　対象病院は大学病院本院，国立がんセンター，および国立循環器病センターの計82病院である．対象患者は一般病棟の入院患者で包括評価の対象となった「診断群分類」に該当した者である．ただし，入院後24時間以内に死亡した患者，治験対象患者，臓器移植患者の一部，等は除かれる．診断群分類は2,552分類に分けられているが，包括評価対象診断群分類は1,860分類である．

　包括評価制度における診療報酬額は，下記のように包括評価部分と出来高部分の合計となる．

$$\boxed{診療報酬点数} = \boxed{包括範囲点数} + \boxed{出来高範囲点数}$$

　包括評価範囲はホスピタルフィー的要素で，入院基本料，検査（一部除く），画像診断，投薬，注射，処置(1,000点未満)，保険医療材料（手術・麻酔での算定を除く），等を含む．出来高評価範囲はドクターフィー的要素で，手術，麻酔，処置（1,000点以上），一部検査，指導管理料，保険医療材料（手術・麻酔での算定分），等を含む．

| 治療（手術）内容 | 包括評価点数<br>（14日間） | 包括外<br>（手術料のみ） | 小計 |
|---|---|---|---|
| 脳動脈瘤頸部クリッピング術 | 41,725 × 1 | + 71,700 | = 113,425 |
| 血管内手術 | 39,990 × 1 | + 34,300 | = 74,290 |

（ただし，麻酔料，その他手術に際し使用する薬剤料，医療材料（クリップ，コイル）等を含まないで簡略計算している．）

**図1　治療内容別算出例　（同一医療機関かつ医療機関別係数を1として）**

| 医療機関 | 調整係数 | 包括評価点数 | 脳動脈瘤頸部<br>クリッピング術 | 小計 |
|---|---|---|---|---|
| A | 1.1452 | × 41,725 | + 71,700 | = 119,483 |
| B | 0.9955 | × 41,725 | + 71,700 | = 113,237 |

（ただし，届出による機能評価係数を加算せず，基礎となる調整係数を用いて簡略計算している．）

**図2　医療機関別算出例**

包括範囲点数は下記計算式で算出される．

$$\boxed{包括範囲点数} = \boxed{診断群分類ごとの1日当たり点数} \times \boxed{医療機関別係数} \times \boxed{在院日数}$$

$$\boxed{医療機関別係数} = \boxed{機能評価係数} + \boxed{調整係数}$$

診断群分類の各点数は傷病名，入院目的，年齢等，手術，処置等，副傷病，重傷度によって設定されている．機能評価係数は入院基本料等加算等を係数を加算して算出される．調整係数は各特定機能病院ごとに設定された係数で在院日数と併記されすでに公表されている．この機能評価係数と調整係数を合計したものが医療機関別係数となり，各特定機能病院を客観的に評価したものである．以上の2つに在院日数を乗じた点数が，包括範囲点数となる（ただし，入院期間により診断群分類点数が逓減されるが，ここでは詳細を省略する）．

概念的な説明では分かりにくいので，簡単な具体例を挙げる．例えば，未破裂脳動脈瘤（1カ所）患者が治療を受け，副傷病（合併症）や術後処置（リハビリ等）なく，14日間入院したと仮定して算出してみる．ここでは治療内容別の診断群点数例（図1）と医療機関別の算出例（図2）を呈示する．

特に保険医療材料等を含まないので単純にコスト比較はできないが，治療内容に伴って患者に投入した診療報酬額を客観的に評価でき，患者側にも予め説明が可能となる．

このように適正な診断と良質かつ効率的治療の推進，ならびに診療内容等の病院比較等に関する情報公開が進むことが予想される．

# 2 診断群分類と決定方法

　前章で述べたように，該当する特定機能病院に勤務している脳神経外科医にとって，この評価請求方法を熟知してくことは必要不可欠である．それ以外の脳神経外科医にとっては不必要と思われるかもしれないが，種々の観点から包括評価の具体的内容に対して理解認識することは重要である．

　ここでは包括評価による保険請求の機会を得ない脳神経外科医にご理解をいただくため，点数請求と直結し，かつ算定の基本となる「診断群分類およびその決定方法」について解説する．包括評価の点数算定や請求点数の決定などについては，追って報告させていただければと思う．

## I．診断群分類

　まず，16の主要診断群（Major Diagnostic Category：MDC）に大別される．その中で「傷病名」，「診療行為」，「副病名」，「重傷度」などの要素により分類されている．また，一部の疾患については，入院目的による診断群分類（検査目的入院，教育目的入院）が設定されている．診断群分類は575疾患グループ，2,552分類されている．

## II．包括評価の対象診断群

　2,552の診断群分類のうち，1,860分類が包括評価の対象となる．この1,860分類のいずれにも該当しない場合は包括評価の対象とならない．

　また，以下の患者も包括評価の対象外である．
1) 入院後24時間以内の死亡患者
2) 治験の対象患者
3) 臓器移植患者
4) 高度先進医療の対象患者
5) 急性期以外の特定入院料の算定対象患者
6) その他，厚生労働大臣が定める者

## III．診断群分類の定義

　傷病名，診療行為（手術，処置等），合併症の有無等の要素により分類される．これらの各要素の定義は，「定義告示（テーブル）」で規定されている．以下では各要素がどのように定義されているかを説明す

る.

1）**傷病名** 定義告示では，傷病名をICD10により定義している．このため傷病名をICD10へコーディングしなければ該当する診断群分類が存在するかどうかを判断できない．つまり臨床病名から直接，診断群分類は決定できない．

2）**診療行為** 対象となる診療行為等は，今回の入院中に実施した診療行為のみである．診療行為等のうち「手術」，「処置等」の一部は，医科点数表の区分により定義されている．化学療法は，抗がん剤の使用，ホルモン療法および免疫療法等を言い，抗生物質のみの使用等は含まない．

3）**副傷病の有無** 診断群分類の一部には副傷病の有無を条件にしているものがある．「副傷病あり」を条件にしている診断群分類は，診断群分類ごとに副傷病が定義告示で定義されている．定義された副傷病を一つでも合併していれば，「副傷病あり」の条件を満たす．したがって，医学的に副傷病があっても，定義告示で定義されていなければ，診断群分類としては「副傷病なし」の扱いになる．定義告示では，副傷病はICD10により定義されている．そのため傷病名をICD10へコーディングしなければ副傷病の有無を判定することができない．副傷病についても，臨床病名から直接その有無を判定することはできないのである．

4）**重傷度等の有無** 診断群分類の一部には重傷度等により分類されているものがある．重傷度等により分類されている診断群分類は，その指標が診断群分類ごとに指定されている．

## Ⅳ．診断群分類番号の構成（図3）

診断群分類番号は全14桁より構成される．具体的には，MDC，傷病名，入院目的，年齢等，手術，処置1，処置2，副傷病，重傷度等，である．ここでは，具体例（想定例）として「脳腫瘍」疾患での診断群分類決定方法を例示し（図3），各要素を解説する．

1）**主要診断群MDC（2桁）** 主要診断群MDC1～16のうち該当する数字．神経系疾患はMDC-1であり，診断群分類では，「01」と表示される．

2）**傷病名（4桁）** 医療資源を最も投入した傷病名で4桁のコード．MDC-1は37傷病名に分けられている．4桁の中2桁で表記され，「0010～0370」と表示される．

3）**入院目的（1桁）** 検査入院の場合は1，教育入院は2，その他は3と表記される．治療目的では「3」と表示される．

4）**年齢等（1桁）** テーブルに記入されている年齢，出生児体重，重傷度等による区分コード．

5）**手術（2桁）** 手術なしは99，その他手術ありは98であるが，具

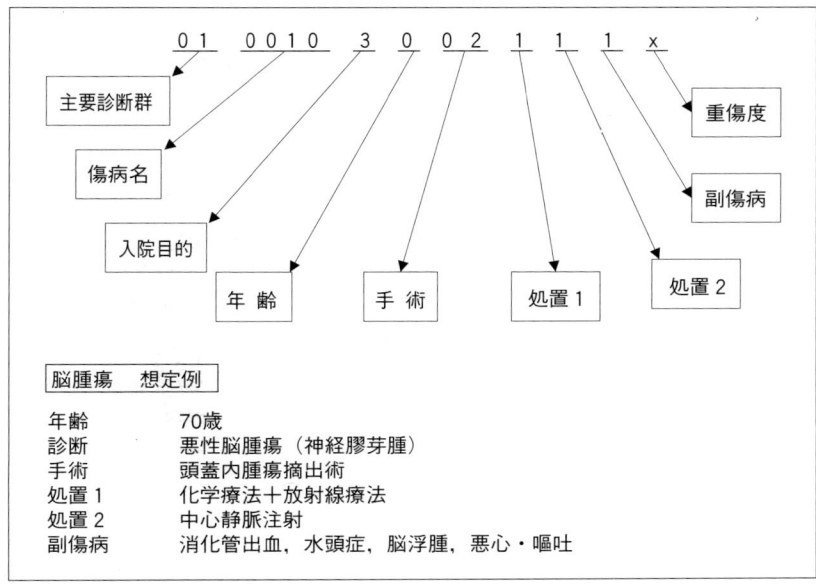

図3　診断群分類番号（14桁）の構成（「脳腫瘍」の場合）

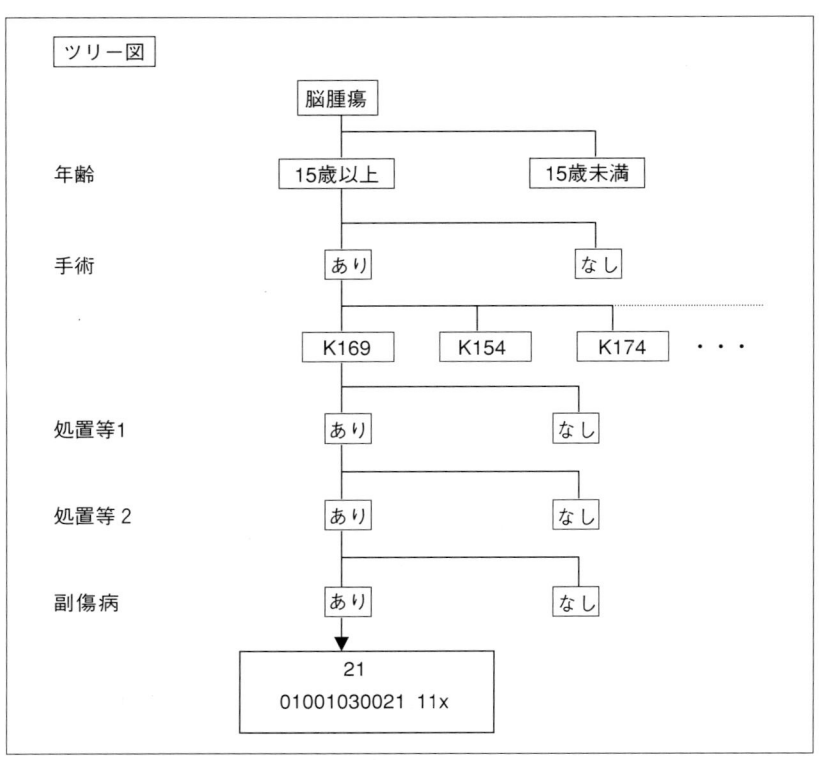

図4　診断群分類決定方法（診断群ツリー図）

体的な手術であえば固有の数字（本例の場合は02）で表記される.

6）**処置1，処置2，副傷病，重傷度等（それぞれ1桁）** 定義テーブルに記入されているそれぞれの区分に該当するかどうか判定し，該当する場合は1，いずれにも該当しない場合は0となる.

### V．診断群分類の決定方法（図4）

診断群分類は定義要素によって，診断群樹形図（ツリー図）で識別しやすくしてある．各要素の種類や有無によって最終的な診断群を決定する．定義告示に当てはまるようにツリー図を辿っていくと，診断群が必然的に決まる．ただし，診断群分類が決定しても1,860分類に該当しなければ，今回の包括評価の対象とならない.

図3で示した脳腫瘍の事例の場合，年齢（15歳以上），手術の有無（あり），手術の種類（K169-2：頭蓋内腫瘍摘出術・その他のもの），処置1の有無（あり），処置2の有無（あり），副傷病の有無（あり），を辿ると，番号21，診断群分類番号0100103002111xに当てはまる.

最も重要なことは「診断群分類」により，そのまま直に包括評価部分の請求点数が決まることである．このため診断自体の妥当性と，どの診断群分類に該当するか適切に決定しなければならない．また，保険請求上の診断群分類は，「当該入院で医療資源を最も投入した傷病」である．したがって医学的診断と異なることもあるが，あくまでも請求上の分類であることを認識しておく必要がある.

# 3 包括評価点数の算定方法

## I．1日当たりの点数設定

　診断群分類点数表の「点数欄」の点数には入院期間別に1日当たりの点数が設定されている（**図5**）．入院期間は，入院期間I，入院期間II，特定入院期間の3段階に分けられている．入院期間IIが診断群自体の平均在院日数になる．また，入院期間Iが入院日数の25パーセンタイル値（25％の患者が退院する期間）である．さらに特定入院期間が平均在院日数から標準偏差の2倍（＋2 s.d.）を超える期間と設定されている．

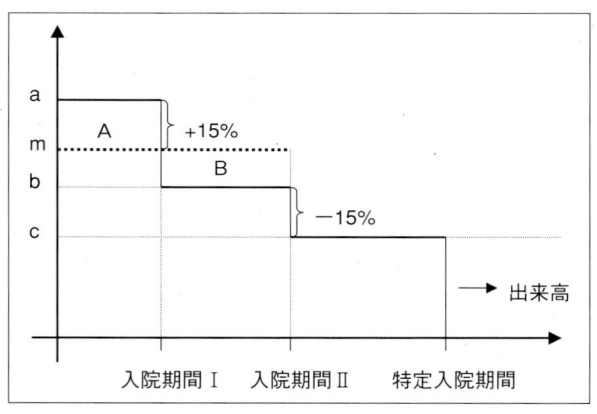

**図5　点数設定**

　入院期間I未満の点数は，平均点数（＝m）に15％加算した点数（＝a）である．入院期間I以上入院期間II未満の点数は，平均点数から前述の加算点数と同等なる総点数をこの期間で除した点数を減額した点数（＝b）となる．**図5**でわかりやすく示すと，A＝Bの設定からこの期間の点数が算出される．入院期間IIを超えると，前述の点数（b）から15％を減額した点数（bの85％）（＝c）となる．
数式で表示すると下記のようになる．

| 入院期間I未満の点数 | $a = m + 0.15m$ |
| --- | --- |
| 入院期間I以上II未満の点数 | $b = m - (0.15m \times I)/(II - I)$ |
| 入院期間II以上特定入院期間未満の点数 | $c = 0.85b$ |
| m；平均点数　I；入院期間I（日）　II；入院期間II（日） | |

## II．診断群分類点数表と計算方法

包括評価の総点数は，診断群分類ごとの包括点数を算出し，その後医療機関別に調整する仕組みになっている．

診断群分類ごとの点数は，実際の入院期間を前述の3期間ごとに分け，各期間での入院日数と該当する1日当たりの点数を乗じて，これを加算する．これに医療機関別係数を乗ずることにより，該当保険医療機関における入院全体に要した包括評価総点数が算出される．

$$\boxed{包括評価総点数} = \boxed{診断群分類ごとの包括点数} \times \boxed{医療機関別係数}$$

$$\boxed{診断群分類ごとの包括点数}$$
$$= \boxed{入院期間Ⅰの点数} \times \boxed{入院期間Ⅰ未満の在院日数} +$$
$$\boxed{入院期間Ⅱの点数} \times \boxed{入院期間Ⅰ以上Ⅱ未満の在院日数} +$$
$$\boxed{特定入院期間の点数} \times \boxed{入院期間Ⅱ以上特定入院期間未満の在院日数}$$

$$\boxed{医療機関別係数} = \boxed{機能評価係数} + \boxed{調整係数}$$

ただし，入院が月をまたぐ場合は診療報酬請求は1カ月ごとに行われるため，1カ月内の該当入院期間により算出し，1カ月当たりの診療報酬額を求める．また，特定入院期間を超えると，包括評価点数でなく従来の出来高評価により請求点数を算出する．

## III．具体的な計算方法

前項で示した想定例で具体的に算出してみる（図6）．

### 1．診断群分類の決定

診断群の決定により本例は診断群分類0100103002111xに相当する（前項参照）．

### 2．診断群分類点数表

図5のように入院期間が3群に分けられており，それに相当する点数が設定されている．

本例では入院期間Ⅰが38日，入院期間Ⅱが75日，特定入院期間が138日となり，段階的に1日当たりの点数が逓減されている．

### 3．診断群包括点数の計算方法

本例が76日間入院し，想定のような治療や処置を行ったと仮定する．まず入院期間Ⅰが38日であるから，入院期間Ⅰの点数と37（日間）を乗ずる（3,344×37）．同じく入院期間Ⅱが75日であるから，入院期間Ⅱの点数と38〜74日までの37（日間）を乗ずる（2,472×37）．さらに特定入院期間までの点数と75〜76日までの2（日間）を乗ずる（2,101×2）．この3つの点数を総計すると，この診断群分類におけ

```
1.「脳腫瘍」想定例
    年齢    70歳
    診断    悪性脳腫瘍（膠芽腫）
    手術    頭蓋内腫瘍摘出術
    処置1   化学療法＋放射線療法
    処置2   中心静脈注射
    副傷病  消化管出血、水頭症、脳浮腫、悪心・嘔吐
    → 診断群分類（01001030021 11x）

2．診断群分類点数 診断群分類（01001030021 11x）において

    入院期間設定  入院期間Ⅰ              38 日
                  入院期間Ⅱ              75 日
                  特定入院期間           138 日
    点数設定      入院期間Ⅰ未満        3,344 点
                  入院期間Ⅰ以上Ⅱ未満   2,472 点
                  入院期間Ⅱ以上特定入院期間未満 2,101 点

3．診断群分類の包括評価部分点数  入院期間 76日間として

    評価部分点数 ＝ 3,344点 x 37日＋2,472点 x 37日
                   ＋2,101点 x 2日＝219,394 点

4．包括評価総点数
            A大学附属病院（調整係数 1.0245）として

    調整係数              1.0245
    紹介外来加算         ＋0.0257
    診療録管理体制加算   ＋0.0005
    医療機関別係数        1.0507

    包括評価総点数 ＝219,394点 x 1.0507＝230,517点
```

図6　具体的な計算方法

る包括評価部分の総点数（219,394点）が決定される．ここで入院期間表示は未満を意味しており，例えば入院期間Ⅰの場合は38日未満となり，この期間の点数には38－1＝37を乗ずる．

このように同一の診断群分類であれば，包括評価方式が導入されている全国どこの保険医療機関においても76日間入院すれば，同一の点数（219,394点＝2,193,940円）になる．

### 4．包括評価総点数

包括評価の総点数は前記の診断群包括点数に医療機関別係数を乗じて算出する．

調整係数はすでに82の保険医療機関すべてについて個別決定され，厚生労働大臣が定める係数として平成15年3月13日告示されている．

この係数は平成14年度医療費調査に基づき前年度実績を評価し決定されている．

機能評価係数は，医科点数表に規定する診療科にかかわる届出を行った病院について入院基本料等加算など医療機関の機能を評価するための係数である．

医療機関別係数は，医療機関個別の調整係数と機能評価係数を合算して得られた係数となる．

本例ではA大学附属病院で入院治療したとする．調整係数（1.0245）に届けられた紹介外来加算（0.0257）と診療録管理体制加算（0.0005）を加え，最終的な医療機関別係数（1.0507）が決定される．

前記で算出した診断群分類における包括評価部分の総点数（219,394点）に，この医療機関別係数（1.0507）を乗じた点数（219,394点×1.0507＝230,517点）がこのA大学附属病院において請求することになる包括評価総点数である．

包括評価の最大の特徴は，「包括評価方式が導入されている全国どこの保険医療機関においても，同一の診断群分類のもと同期間入院すれば，同一の点数になる」ことである．もちろん調整係数を使用することにより機関ごとの特徴を評価するにしても，基本的な原則として，同一の診断疾患に同一の医療資源を投入すれば同一の診療報酬になることを意味する．ただし，ここで扱う包括評価はあくまでもホスピタルフィーを示し，技術評価に対するドクターフィーは包括外の出来高評価となっていることも認識しておく必要がある．

# 4 「脳腫瘍」における医療行為別の包括評価点数比較

　ここからは同一診断疾患(脳腫瘍，くも膜下出血，未破裂脳動脈瘤，非外傷性頭蓋内出血，脳梗塞等)における医療行為別の包括点数の比較を示す．包括評価点数の算定方法をもとに実際の請求点数を算出し，治療や処置を含めた医療資源の使い方によって具体的に何点異なってくるのかを示す．従前の出来高請求の際と比べて，いかにコスト意識を高めていかなければならないかを認識していただければと思う．

　まず今回は「脳腫瘍」を例にして医療行為の違いにより，診断群がどのように振り分けられ，さらにどれだけ請求点数が異なってくるか比較検討する．

## I．「脳腫瘍」診断の包括評価での留意点

　脳腫瘍において診断群分類によって大きく異なってくる点は次のように考えられる．

---
1) 悪性脳腫瘍と良性脳腫瘍　(診断群分類の差)
2) 悪性脳腫瘍の治療において補助療法(放射線療法・化学療法)を行う場合と行わない場合(処置1の有無による差)
3) 重症例と軽症例(処置2の有無による差)
4) 合併症の有無(副傷病の有無による差)
---

　表1に脳腫瘍に関連する診断群分類と手術，処置1，処置2，副傷病の具体的定義(主な医療資源行為)を示す．

## II．診断群—悪性脳腫瘍と良性脳腫瘍での比較

　悪性脳腫瘍と良性脳腫瘍の一般的相違は，術後の補助療法の有無と重傷度に沿った管理処置の有無と考えられる．頭蓋内手術に関しては，従前どおり良性と悪性の区別はなく，どちらも「K169　頭蓋内腫瘍摘出術」で請求することになるため，両者に相違はない．

　診断群分類で例を挙げると，悪性脳腫瘍の場合は21番(頭蓋内腫瘍摘出術＋放射線療法・化学療法＋インターフェロン療法・中心静脈注射など)に相当する．一方，良性腫瘍の場合は16番(頭蓋内腫瘍摘出術のみ)に該当する(ただし，どちらも副傷病あり)．

表1 「脳腫瘍」に関連する診断群分類と各定義

A.「脳腫瘍」に関連する診断群分類表

| 診断群分類 | 手術 | 処置1 | 処置2 | 副傷病 | 入院期間 I | 入院期間 II | 入院期間ごとの点数 I | 入院期間ごとの点数 II |
|---|---|---|---|---|---|---|---|---|
| 5 | なし | なし | 有 | 有 | 16 | 31 | 3,293 | 2,434 |
| 7 | なし | 有 | なし | 有 | 10 | 24 | 3,134 | 2,463 |
| 9 | なし | 有 | 有 | 有 | 25 | 50 | 3,335 | 2,483 |
| 15 | 頭蓋内腫瘍摘出術 | なし | なし | なし | 15 | 29 | 3,213 | 2,375 |
| 16 | 頭蓋内腫瘍摘出術 | なし | なし | 有 | 17 | 34 | 3,166 | 2,364 |
| 18 | 頭蓋内腫瘍摘出術 | なし | 有 | 有 | 33 | 66 | 3,091 | 2,297 |
| 19 | 頭蓋内腫瘍摘出術 | 有 | なし | ― | 31 | 61 | 2,802 | 2,071 |
| 21 | 頭蓋内腫瘍摘出術 | 有 | 有 | 有 | 38 | 75 | 3,344 | 2,472 |

B.「脳腫瘍」診断群分類における各定義

| 医療資源 | 定義 |
|---|---|
| 手術 | 頭蓋内腫瘍摘出術等,脊髄腫瘍摘出術,定位脳手術,水頭症手術,関連手術 |
| 処置1 | 化学療法,放射線治療 |
| 処置2 | 中心静脈注射,人工呼吸,インターフェロン,リハビリテーション,気管切開術,胃ろう造設術など |
| 副傷病 | 頭蓋内出血,水頭症,症候性てんかん,脳浮腫,脳内出血,脳梗塞,けいれん,意識障害,髄液漏,肺炎,播種性血管内凝固症候群,消化管出血,呼吸不全,悪心・嘔吐など |

---

悪性脳腫瘍と良性脳腫瘍(30日間入院)
 悪性脳腫瘍(21)=3,344×30=<u>100,320点</u>
 良性脳腫瘍(16)=3,166×16+2,364×14=<u>83,752点</u>
  註:算定方法は第3章で解説したが,1日点数(各入院期間)×日数の総計で計算される.

---

この点数の差(16,568点)には,放射線療法に随伴する行為(制吐剤など),化学療法すべての薬剤,インターフェロン,中心静脈に要する薬剤などが含まれることになる.ただし,放射線治療自体の請求は手術点数と同様に包括外請求となる.特に高額となる薬剤類は化学療法剤やインターフェロンであり,この点は次章で具体的に例示する.

## III. 術後補助療法(放射線治療・化学療法)の有無における比較

悪性脳腫瘍の場合でも,生物学的悪性度によっては術後の補助療法を行う症例と行わない症例が存在する.

診断群分類で例を挙げると,術後の補助療法を行う場合は21番(頭蓋内腫瘍摘出術+放射線療法・化学療法+インターフェロン療法・中心静脈注射など)に相当する.一方,補助療法を行わず,処置類のみを含む場合は18番(頭蓋内腫瘍摘出術+インターフェロン療法・中心

表2　化学療法にかかわる薬価（平成14年度）

| 化学療法剤 | | |
|---|---|---|
| ACNU（ニドラン） | 50 mg | 9,986円 |
| MCNU（サイメリン） | 100 mg | 30,498円 |
| IFN-β | 300万単位 | 29,220円 |
| フェロン | 300万単位 | 20,640円 |
| 化学療法に付随して使用する薬剤（制吐剤など） | | |
| カイトリル | 3 mg | 7,988円 |
| グラン | 150 mg | 27,227円 |
| 参考　保険適用外（薬事法承認外） | | |
| PCZ（ナツラン） | 50 mg | 231円 |
| VCR（オンコビン） | 1 mg | 3,912円 |
| CDDP（ランダ） | 50 mg | 17,960円 |
| VP-16（ラステット） | 100 mg | 8,307円 |
| CBDCA（パラプラチン） | 450 mg | 59,280円 |

静脈注射など）に該当する．インターフェロン投与は処置1の化学療法には含まれず，処置2に別に含まれている．

術後補助療法の有無（インターフェロン使用，30日間入院）
　術後補助療法あり(21)＝3,344×30＝<u>100,320点</u>
　術後補助療法なし(18)＝3,091×30＝<u>92,730点</u>

この点数の差(7,590点)には放射線療法に随伴する行為や資源(制吐剤など)，および化学療法すべての薬剤などが含まれることになる．ここで放射線治療自体の治療点数だけは包括外請求となる．

逆にインターフェロンを使用しない場合ではどうであろうか．

術後補助療法の有無（インターフェロン未使用，30日間入院）
　化学療法・放射線療法あり(19)＝2,802×30＝<u>84,060点</u>
　化学療法・放射線療法なし＋副傷病あり(16)＝3,166×16+2,364×14＝<u>83,752点</u>
　化学療法・放射線療法なし＋副傷病なし(15)＝3,213×14+2,375×14+2,019×2
　　　　　　　　　　　　　　　　　　　　　　＝<u>82,270点</u>

この点数の差(308点および1,790点)には，同じく放射線療法に随伴する行為や資源(制吐剤など)，および化学療法すべての薬剤などが含まれることになる．

現在，脳腫瘍（グリオーマ）に対する化学療法剤のうち，薬事法で承認されている薬剤は**表2**に示すように4種類のみである．薬剤の用量はそれぞれの施設で幅があるため，ここで正確に比較はできないが，

表2に掲げた薬価と今回算出した点数差を比べると，どの薬剤をどのくらいの用量で使用すれば適切であるか予想できる．ただし，ここで述べる内容はあくまでも保険請求上の事項であり，医学的判断と隔たりはあろうかと思われる．

参考として表2には，論文等に記述されている治験を含めて薬事法承認適用外の化学療法剤も併記する．

### IV．化学療法の維持療法の有無における比較

化学療法の第2回目以降の維持療法を施行する場合としない場合を比較する．

```
化学療法の維持療法の有無（30日間入院）
  維持療法あり(9)＝3,335×24＋2,483×6＝94,938点
  維持療法なし(5)＝3,293×15＋2,434×15＝85,905点
```

この点数の差(9,033点)には化学療法すべての薬剤などが含まれることになる．前項と同じく薬価などと比較していただきたい．

### V．重症度─併存疾患管理に関する比較

脳腫瘍の診断群分類では重傷度による規定はない．しかし，処置2に規定される重症者管理によって診断群分類が異なってくる（処置2には中心静脈注射，人工呼吸，リハビリテーション，気管切開術，胃ろう造設術などが含まれる）．

例えば，化学療法維持療法の患者において処置2で規定される重傷度によってどのように変わるか比較する．

```
重症管理の有無（30日間入院）
  重症管理を要する場合　(9)＝3,335×24＋2,483×6＝94,938点
  重症管理を要しない場合(7)＝3,134×9＋2,463×14＋2,094×7＝77,346点
```

この点数の差(17,592点)には重症管理に要する医療資源すべてが含まれることになる．具体的には中心静脈栄養や人工呼吸を行っている患者，または気管切開術や胃ろう造設術を施行した患者に対して加算算定できる．

### VI．副傷病の有無における比較

副傷病には大きく分けて，頭蓋内に起因する疾患と全身状態に起因する疾患がある．頭蓋内疾患には水頭症，症候性てんかん，脳浮腫，脳内出血，脳梗塞，けいれん，意識障害などが含まれる．頭蓋外疾患には肺炎，播種性血管内凝固症候群，消化管出血，呼吸不全などが含

まれる.

　悪性脳腫瘍において，頭蓋内腫瘍摘出術・補助療法を行えば，必然的にこれらのうち少なくとも一つは含まれることになり，実際の請求では困ることはないであろう.

　反面，良性脳腫瘍においては術前術後の経過が良く，全く副傷病を有さない症例が存在する.

> 良性脳腫瘍における副傷病の有無（30日間入院）
> 　副傷病を有する場合　(16)＝3,166×16＋2,364×14＝83,752点
> 　副傷病を有しない場合(15)＝3,213×14＋2,375×14＋2,019×2＝82,270点

　この点数の差(1,126点)には，副傷病に対して行った検査，処置行為，薬剤料にかかわる医療資源すべてが含まれることになる.

　今回は「脳腫瘍」において，医療行為の違いにより診断群がどのように振り分けられ，さらにどれだけ請求点数が異なってくるか比較検討した．入院期間により点数の差は生ずるが，本章では比較しやすいようにすべて1カ月間（30日間）入院したと仮定して包括請求点数を計算した．同じ条件の下で，医療資源の使用方法によっていかに点数が変化するかがおわかりいただけると思う．それぞれの点数が高い低いは別として，医療資源のコスト意識の必要性を改めて認識させられる.

　特に注目すべき点は，薬剤料が包括点数に含まれることである．薬剤の使用に関して，より慎重に対象疾患，投与量などを考えていく必要がある．特に悪性脳腫瘍では化学療法を行うため，化学療法剤の投与方法には保険請求に関して慎重にならざるを得ない.

　また，包括請求方式になろうと，薬事法承認外の薬剤は基本的には保険請求できないことは従前と同様である.

　さらに診断群の病名は主病名だけとなり，その他の傷病名によって請求点数は左右されない（副傷病の有無のみで規定される）．従来の出来高請求レセプトと異なり，いわゆるレセプト病名は不要になる．このため従来のように，保険請求のための医学的根拠のない副傷病を虚偽に追加し請求することは，不当請求（振り替え請求）となるため十分に注意しなければならない.

# 5 「くも膜下出血・破裂脳動脈瘤」における医療行為別の包括評価点数比較

　ここでは「くも膜下出血・破裂脳動脈瘤」を例にして医療行為の違いにより，診断群がどのように振り分けられ，さらにどれだけ請求点数が異なってくるか比較検討する．従前の出来高請求方式と異なり，包括評価ではいかにコスト意識を持たなければならないかを認識していただければと思う．

## I．「くも膜下出血・破裂脳動脈瘤」診断の包括評価での留意点

　「くも膜下出血・破裂脳動脈瘤」において，診断群により大きく点数が異なるポイントは次の点と考えられる．
1) 重症度（意識障害の差）
2) 手術を行う場合と行わない場合（重症例において）
3) 手術法の選択（開頭クリッピングと血管内手術による差）
4) 随伴処置や副傷病の有無による差

　**表3**にくも膜下出血・破裂脳動脈瘤に関連する診断群分類と点数，**表4**に手術区分・処置1・処置2・副傷病の具体的定義（主な医療資源行為）を示す．

## II．診断群―意識障害（JCS30未満とJCS30以上）の差

　くも膜下出血の予後を左右する大きな因子の1つに入院時の意識障害の程度がある．意識障害すなわち重症度によって投入される医療資源も当然異なってくる．このため今回決められた「くも膜下出血」に対する包括評価の診断群は，意識障害の程度（JCS：Japan Coma Scale）により分類されている．

　クリッピングを施行した場合を例に挙げて比較してみる．JCS30未満でクリッピングを施行した場合は29番，JCS30以上でクリッピングを施行した場合は33番（副傷病なし）あるいは34番（副傷病あり）となる．

> クリッピング施行　JCS30未満とJCS30以上（30日間入院）
> 　JCS30未満(29)＝4,769×18＋3,557×12＝128,526点
> 　JCS30以上(34)＝5,774×25＋4,297×5＝165,835点
> 註：算定方法は第3章で解説したが，1日点数（各入院期間）×日数の総計で計算される．

34番には処置2（リハビリテーション，人工呼吸，中心静脈注射）が必ず含まれるが，この点数の差（37,309点）には処置2を含めて，意識障害に伴う疾病に対して使用される医療資源すべてが包括されている．

　矛盾点としては，意識障害の重症度と副傷病の重症度がリンクしない場合である．例えば意識障害が軽度でも，副傷病が重症を呈する例は存在する．この場合，あくまでも29番で請求することになるが，29番には副傷病の有無による規定はない．したがってJCS30未満の症例では，副傷病の軽重によって投入される医療資源の相違にかかわらず，包括請求点数は同一になる．

　この点に関して簡単に解説すると，診断群分類は個別対応ではなく診断群としての医療資源を平均化して算出してある．このため各症例によってはばらつきが生ずることがあっても，その標準的な平均点数でもって請求することを意味する．

### III．手術の有無における比較

　次に手術の有無について比較を示す．破裂脳動脈瘤によるくも膜下出血の場合，いくら軽症だからといって手術を行わないことは通常ないので，重症例での比較を検討する．

　JCS30以上で，クリッピングを施行した場合は33番（副傷病なし）あるいは34番（副傷病あり），関連手術を施行した場合は32番，手術をしない場合は31番となる．手術なしの場合の特定入院期間が23日間と設定されているため（表3に掲載なし），14日間入院で比較する（すなわち23日以降は出来高請求となり，30日間入院で比較ができないため）．

```
JCS30以上　手術の有無の比較（14日間入院）
  クリッピングなど(34)＝5,774×14＝80,836点
  関連手術(32)　　　　＝6,042×14＝84,588点
  手術なし(31)＝6,023×3＋4,845×9＋4,118×1＝65,792点
```

　14日間入院においてJCS30以上の重症例では，クリッピングなどの根治性の高い治療よりも関連手術を施行したほうが高点数となる．単純計算では，21日間以上入院加療すると関連手術よりもクリッピングのほうが高点数に逆転する．

　ここで手術点数自体は包括外請求，すなわち出来高部分として請求されることを改めて確認していただきたい．つまり請求する総点数としては，クリッピングのほうが当然高くなる．ちなみに手術の区分のうち「クリッピング等」に含まれる手術は，脳動脈瘤被包術，脳動脈瘤頸部クリッピング，脳動脈瘤流入血管クリッピングの3種類であ

表3 「くも膜下出血・破裂動脈瘤」に関連する診断群分類表

| 診断群分類 | 重症度(JCS) | 手術 | 処置1 | 処置2 | 副傷病 | 入院期間 I | 入院期間 II | 入院期間ごとの点数 I | 入院期間ごとの点数 II |
|---|---|---|---|---|---|---|---|---|---|
| 26 | 30未満 | なし | なし | なし | — | 4 | 14 | 4,397 | 3,652 |
| 27 | | なし | なし | 有 | — | 9 | 31 | 4,521 | 3,717 |
| 28 | | 関連手術 | — | — | — | 15 | 40 | 5,166 | 4,115 |
| 29 | | クリッピング等 | — | — | — | 19 | 38 | 4,769 | 3,557 |
| 30 | | 脳血管内手術 | — | — | — | 18 | 36 | 4,882 | 3,644 |
| 31 | 30以上 | なし | — | — | — | 4 | 10 | 6,023 | 4,845 |
| 32 | | 関連手術 | — | — | — | 17 | 47 | 6,042 | 4,833 |
| 33 | | クリッピング等 | なし | 有 | なし | 19 | 50 | 4,940 | 3,922 |
| 34 | | クリッピング等 | なし | 有 | 有 | 26 | 52 | 5,774 | 4,297 |

る（**表4**）．また，関連手術には穿頭術後脳室ドレナージ，減圧開頭術，頭蓋内血腫除去術などが含まれる（**表4**）．

## IV．手術法の選択（開頭クリッピングと血管内手術による差）

　動脈瘤治療における論点は，やはり開頭手術か血管内手術かの選択であろう．このため今回の包括評価においても血管内手術による診断群分類が設定されている．ただし，血管内手術は重症度JCS30未満の症例についてのみ設定され，JCS30以上の重症者に対して血管内手術を施行しても包括評価内での請求はできないことになっている．

　JCS30未満の症例において，クリッピングを施行した場合は29番，血管内手術を施行した場合は30番となる．

---

**JCS30未満　クリッピングと血管内手術の比較（30日間入院）**

**包括点数のみの場合**

クリッピングなど（29）＝4,769×18＋3,557×12＝128,526点

血管内手術（30）　　　＝4,882×17＋3,644×13＝130,366点

**手術点数のみを加算した場合**

クリッピングなど（29）＝128,526点＋71,700点＝200,226点
　　　　　　（K177 脳動脈瘤頸部クリッピング：1箇所）

血管内手術（30）　　　＝130,366点＋34,300点＝164,666点
　　　　　　（K178 血管内手術）

---

　包括評価点数だけでは，血管内手術の診断群のほうが1,840点ほど高くなる．しかし包括外部分の手術点数を加算すると，クリッピングのほうが35,560点高くなる．この中には医療材料を含めていないので，血管内手術で使用するコイルなどの材料費を加えれば実際には血管内手術のほうが高点数になることが予想される．

表4 「くも膜下出血・破裂動脈瘤」診断群分類における各定義

| 医療資源 | 定　義 |
|---|---|
| 手　術 | |
| 　クリッピング等 | 脳動脈瘤被包術(K175)，脳動脈瘤流入血管クリッピング(K176)，脳動脈瘤頸部クリッピング(K177) |
| 　脳血管内手術 | 脳血管内手術(K178) |
| 　関連手術 | 穿頭術後脳室ドレナージ(K145)，減圧開頭術(K149)，頭蓋内血腫除去術〔硬膜下のもの〕(K164-2)，頭蓋内血腫除去術〔脳内のもの〕(K164-3)，水頭症手術(K174)，頭蓋骨形成術(K180)，脊髄ドレナージ(K189) |
| 処置1 | 気管切開術，胃瘻造設術，胃瘻閉鎖術 |
| 処置2 | リハビリテーション，人工呼吸，中心静脈注射 |
| 副傷病 | 水頭症，髄膜炎，症候性てんかん，血管攣縮，脳塞栓，下垂体機能不全，髄液漏，脳浮腫，脳内出血，肺炎，胃腸出血，尿路感染症，多臓器不全，呼吸不全，播種性血管内凝固症候群，糖尿病など |

すでにおわかりのように，今後の手術点数の改定や医療材料の包括化などにより，診断群全体の請求点数が大きく変わることもあり得る．

## V．随伴処置や副傷病の有無における比較

「くも膜下出血・破裂脳動脈瘤」の診断群分類においては，なんらかの手術を行った場合は処置や副傷病の有無で分類が規定されることはない．JCS30以上では，副傷病の有無で分類が別に分けられているが，JCS30以上の重症例では，少なからず副傷病のいずれかは合併し，実際は副傷病なしの診断群分類で請求することはないであろう．

ここでは「くも膜下出血・破裂脳動脈瘤」において，医療行為の違いにより診断群がどのように振り分けられ，さらにどれだけ請求点数が異なってくるか比較検討した．入院期間により点数の差は生ずるが，前項と同じく1カ月間(30日間)あるいは2週間(14日間)入院したと仮定して包括請求点数を計算した．同じ条件の下で，医療資源の使用方法によっていかに点数が変化するかがおわかりいただけると思う．

くも膜下出血の場合は，発症時の重症度によって予後が大きく左右されるため，重症度によって診断群が振り分けられている．極端に表現すると，手術選択以前の意識障害によって「破裂脳動脈瘤によるくも膜下出血」の請求点数が決定されると言っても過言ではない．特に請求点数決定上で問題になることは，この選別の境界がJCS30であることである．JCS20は「大きな声や体のゆさぶりにより開眼」，JCS30は「強い痛み刺激を加えながら呼びかけると辛うじて開眼」と定義さ

れている．したがって，臨床上，今まで「意識障害は2桁の20～30」と（悪く言えば）曖昧に表現していたものを，包括評価ではJCS20と30を厳密に区別していかなければならない．あり得ないと思うが，「意識が2桁であるからJCS30にしておこう」という考え方は，保険診療上の不正請求（振り替え請求）につながり，行政処分の対象になることを改めて肝に銘じておいていただきたい．

　また，JCS30未満でのすべての手術施行診断群（関連手術・クリッピング・血管内手術）では副傷病の規定がない．このためコスト管理上，請求点数と医療資源投入コストの差を増加させるにはいかに手術合併症を少なくするかが重要となる．今回の包括評価では「1日当たり」の点数設定になっており，入院日数に関してさほど神経を使わなくてよい．しかし，いずれ「1入院当たり」の点数設定（1998年からのDRGでは1入院として試行された）に改定されることを想定すれば，手術合併症を含めた医療資源の節約ばかりでなく，入院期間の短縮も考慮に入れなければならなくなる．この点も加味しながら，現行の包括評価の制度に取り組む必要があると考える．

　最後に，技術的な問題として脳外科医にとって最大の関心事は「開頭クリッピング」と「血管内手術」との差である．先に示したように重要なポイントとして，まず，血管内手術はJCS30以上の場合，包括請求できない．また，塞栓物質として使用するコイルなどの医療材料をどう取り扱うか（特に包括内か包括外か）によって，手術法を選択する際のインセンティブが大きく変わるおそれがある．今後はこの点をどう解決していくかを学会全体でも論議する必要があると思う．

# 6 「非外傷性頭蓋内血腫」における医療行為別の包括評価点数比較

ここでは，いわゆる脳出血疾患を対象とした「非外傷性頭蓋内血腫（非外傷性硬膜下血腫以外）」を例にして医療行為の違いにより，診断群がどのように振り分けられ，さらにどれだけ請求点数が異なってくるか比較検討する．

## I．「非外傷性頭蓋内血腫」診断の包括評価での留意点

「非外傷性頭蓋内血腫」に関する診断群の対象疾患には，高血圧性脳内出血，脳動静脈奇形，その他の血管奇形，脳アミロイド血管障害などが含まれる．その中で診断群により大きく点数が異ってくるポイントは次の点と考えられる．

(1) 重傷度（意識障害の差）
(2) 手術の有無（重症例・軽症例において）
(3) 手術法の選択（例えば脳動静脈奇形での摘出術と放射線治療による差，高血圧性脳内出血での定位脳手術と開頭血腫除去術の差）
(4) 随伴処置や副傷病の有無

表5に非外傷性頭蓋内血腫に関連する診断群分類と各点数，表6に手術区分・処置1・処置2・副傷病の具体的定義（主な医療資源行為）を示す．ちなみに非外傷性頭蓋内血腫の診断群では処置1の規定が設定されていない．

## II．重症度—意識障害（JCS30未満とJCS30以上）の差

頭蓋内血腫の予後を左右する大きな因子の一つに入院時の意識障害がある．重症度，すなわち意識障害の程度によって投入される医療資源も当然異なってくる．このため今回決められた「非外傷性頭蓋内血腫」に対する包括評価の診断群は，くも膜下出血と同じくまず第一に意識障害の程度（JCS：Japan Coma Scale）により分類される．

頭蓋内血腫除去術を施行した場合を例に挙げて比較してみる．JCS30未満で頭蓋内血腫除去術を施行した場合は51番（副傷病なし）あるいは52番（副傷病あり），JCS30以上で頭蓋内血腫除去術を施行した場合は59番となる．

表5 「非外傷性頭蓋内血腫」に関連する診断群分類表

| 診断群分類 | 重症度JCS | 手術 | 処置1 | 処置2 | 副傷病 | 入院期間 I | 入院期間 II | 入院期間ごとの点数 I | 入院期間ごとの点数 II |
|---|---|---|---|---|---|---|---|---|---|
| 43 | 30未満 | なし | — | なし | なし | 5 | 11 | 3,702 | 2,897 |
| 44 | | なし | — | なし | 有 | 7 | 14 | 3,488 | 2,643 |
| 46 | | なし | — | 有 | 有 | 16 | 33 | 3,043 | 2,296 |
| 49 | | 穿頭術後脳室ドレナージ | — | — | — | 21 | 42 | 3,841 | 2,863 |
| 50 | | 定位脳手術 | — | — | — | 20 | 40 | 3,290 | 2,453 |
| 51 | | 頭蓋内血腫除去術（開頭・脳内） | — | — | なし | 17 | 33 | 3,571 | 2,640 |
| 52 | | 頭蓋内血腫除去術（開頭・脳内） | — | — | 有 | 17 | 40 | 3,808 | 2,966 |
| 53 | | 動脈形成術・吻合術 | — | — | — | 15 | 30 | 3,005 | 2,247 |
| 54 | | 脳動静脈奇形摘出術 | — | なし | — | 17 | 34 | 3,515 | 2,625 |
| 55 | | 脳動静脈奇形摘出術 | — | 有 | — | 25 | 50 | 3,674 | 2,735 |
| 56 | 30以上 | なし | — | — | なし | 4 | 10 | 4,979 | 4,004 |
| 58 | | 穿頭術後脳室ドレナージ | — | — | — | 14 | 42 | 4,545 | 3,677 |
| 59 | | 頭蓋内血腫除去術（開頭・脳内） | — | — | — | 18 | 36 | 4,343 | 3,242 |

表6 「非外傷性頭蓋内血腫」診断群分類における各定義

| 医療資源 | 手術区分 | Kコード | 細区分 | Kコード |
|---|---|---|---|---|
| | 穿頭術後脳室ドレナージ | K 145 | | |
| | 定位脳手術 | K 154* | | |
| | 頭蓋内血腫除去術（開頭・脳内） | K 164-3 | | |
| | 動脈形成術・吻合術 | K 606-1* | | |
| | 脳動静脈奇形摘出術 | K 172* | | |
| | 関連手術　--> | | 脳血管内手術＋脳動静脈奇形摘出術 | K178＋K172 |
| | | | 硬脳膜血管結紮術 | K173-2 |
| | | | 減圧開頭術 | K149 |
| | | | 水頭症手術・シャント手術 | K174-2 |

*JCS30以上の場合は関連手術に区分される

| | 定　義 |
|---|---|
| 処置1 | なし |
| 処置2 | 人工呼吸、中心静脈注射、ガンマナイフ定位放射線治療、直線加速器定位放射線治療、リハビリテーション |
| 副傷病 | 水頭症、髄膜炎、症候性てんかん、意識障害、血管れん縮、脳塞栓、下垂体機能不全、髄液漏、脳浮腫、脳内出血、肺炎、胃腸出血、尿路感染症、呼吸不全、播種性血管内凝固症候群、糖尿病、多臓器不全、心不全など |

頭蓋内血腫除去術　JCS30未満とJCS30以上（30日間入院）
JCS30未満（52）＝3,808×16＋2,966×14＝102,452点
JCS30以上（59）＝4,343×17＋3,242×13＝115,977点
註：算定方法は第3章で解説したが、1日点数（各入院期間）×日数の総計で計算される．

頭蓋内血腫除去術の52番と59番には処置2（人工呼吸，中心静脈注射など）の規定がないため，意識障害の有無のみで診断群が決定される．すなわち請求点数は実際上の処置に投入される医療資源内容には左右されない．具体的にはJCS II-30を境に13,525点加算され，入院時の重症度および頭蓋内血腫除去術などに合併する肺炎，DIC，心不全，多臓器不全などの治療に必要な資源コストをすべて含むことになる．

次に穿頭術後脳室ドレナージではどうであろうか．JCS30未満で穿頭術後脳室ドレナージを施行した場合は49番，JCS30以上で穿頭術後脳室ドレナージを施行した場合は58番となる．両者とも処置と副傷病の規定がない．

```
穿頭術後脳室ドレナージ
JCS30未満とJCS30以上（30日間入院）
JCS30未満（49）＝3,841×20＋2,863×10＝105,450点
JCS30以上（58）＝4,545×13＋3,677×17＝121,594点
```

興味あることに同一の意識障害分類（JCS30未満および以上）であれば，手術料を除く包括点数は頭蓋内血腫除去術よりも穿頭術後脳室ドレナージを選択した診断群のほうが高点数になる．

### III．手術の有無における比較

次に手術の有無について比較を示す．まず，JCS30以上で，頭蓋内血腫除去術を施行した場合は59番，いかなる手術もしない場合は56番となる．手術なし（56番）の場合の特定入院期間が23日間と設定されているため（表5に掲載なし），14日間入院で比較する（すなわち23日以降は出来高請求となり，30日間入院で比較ができないため）．

```
JCS30以上　手術の有無の比較（14日間入院）
頭蓋内血腫除去術（59）＝4,343×14＝60,802点
手術なし　　　　　　（56）＝4,979×3＋4,004×9＋3,403×2＝57,779点
```

14日間入院においてJCS30以上の重症例では，頭蓋内血腫除去術を施行したほうが3,023点だけ高点数になる．ただし56番の規定は「副傷病なし」であり，副傷病を有する例はこの診断群に含まれないことになる．

JCS30未満では，頭蓋内血腫除去術を施行した場合は52番（副傷病有り），また，いかなる手術もしない場合として44番（処置2なし・副傷病あり）を例に挙げる．手術なしの場合の入院期間IIが14日間と設定されているため，14日間入院で比較する．

> JCS30 未満　手術の有無の比較（14 日間入院）
> 頭蓋内血腫除去術(52)＝3,808×14＝53,312 点
> 手術なし　　　(44)＝3,488×6＋2,643×7＋2,247×1＝41,676 点

14 日間入院において JCS30 未満の軽症例では，頭蓋内血腫除去術を施行したほうが 11,636 点だけ高点数になる．この場合，「副傷病あり」で比較しており，主として中等度の頭蓋内血腫を反映すると思われる．

### IV．手術法の選択

非外傷性頭蓋内血腫で学術的に議論となる点は，脳動静脈奇形における手術摘出かあるいはガンマナイフを含めた定位放射線治療の選択であろう．また，高血圧性脳内出血においても定位脳手術か開頭血腫除去術の選択も悩むところである．これまでは学術的な手術適応のみが論ぜられてきたが，今後は医療経済の面からもある程度管理コストを加味して実際の手術適応を考えざるを得なくなるであろう．

#### 1．脳動静脈奇形（脳動静脈奇形摘出術か放射線治療か）

脳動静脈奇形において放射線治療は「処置2」に定義されている．脳動静脈奇形摘出術のみを選択した場合は 54 番（脳動静脈奇形摘出術有り・処置2なし）となり，放射線治療のみを選択した場合は 46 番（手術なし・処置2あり・副傷病あり）となる．

> JCS30 未満　脳動静脈奇形摘出術と放射線治療の比較（30 日間入院）
> 包括点数のみの場合
> 脳動静脈奇形摘出術(54)＝3,515×16＋2,625×14＝92,990 点
> 放射線治療(46)＝3,043×15＋2,296×15＝80,085 点
>
> JCS30 未満　脳動静脈奇形摘出術と放射線治療の比較（30 日間入院）
> 包括点数に手術点数・放射線点数を加算した場合
> 脳動静脈奇形摘出術(54)＝92,990 点＋85,200 点
> 　　　　　　（K172 脳動静脈奇形摘出術）＝178,190 点
> 　　　放射線治療(46)＝80,085 点＋63,000 点
> 　　　（M001-2 ガンマナイフによる定位放射線治療）＝143,085 点

包括評価点数においても包括外部分を加算した合計点数においても，脳動静脈奇形摘出術を選択したほうが高くなる．このケースでは 30 日間入院で比較しており，放射線治療のほうが入院期間が短期になると想定すれば，実際にはより低額となるであろう．今後は治療根治率や治療後のコストなどを加味して点数設定の調整をする必要性が

生ずるであろう．

### 2．高血圧性脳内出血（定位脳手術か開頭か）

次に高血圧性脳内出血の場合，定位脳手術と開頭血腫除去術ではどうであろうか．定位脳手術の場合は50番，開頭血腫除去術の場合は52番（副傷病有り）となる．定位脳手術に関してはJCS30未満でしか設定されていないため，JCS30未満の場合で比較する．

---

高血圧性脳内出血（JCS30未満）定位脳手術と頭蓋内血腫除去術（30日間入院）
包括点数のみの場合

定位脳手術　　　（50）＝3,290×19＋2,453×11＝89,493点
頭蓋内血腫除去術（52）＝3,808×16＋2,966×14＝102,452点

高血圧性脳内出血（JCS30未満）定位脳手術と頭蓋内血腫除去術（30日間入院）
包括点数に手術点数・放射線点数を加算した場合

定位脳手術（50）＝89,493＋26,200＝115,693点
　　　　　　　　　　　　　　　　　　（K154 定位脳手術）

頭蓋内血腫除去術（52）＝102,452＋33,200＝135,652点
　　　　　　　　　　　　　　（K164-3 頭蓋内血腫除去術・脳内のもの）

---

包括評価点数においても包括外部分を加算した合計点数においても，頭蓋内血腫除去術のほうが高くなる．

### V．随伴処置の有無における比較と副傷病の有無の差

「非外傷性頭蓋内血腫」の診断群分類において，随伴処置は「処置2」しか設定されていない．また，この「処置2」の有無で診断群が変わるのは，「手術なし」（43～46番）か「脳動静脈奇形摘出術」（54，55番）の診断群である（その他「その他の手術」47，48番）．しかも「処置2」には，人工呼吸・中心静脈注射と同等に定位放射線治療が定義されている．極端な例としては中心静脈注射だけを行う症例も，定位放射線治療を併せて施行する症例も請求上は同点数となる．

次に副傷病の有無の差について検討する．通常JCS30以上の重症では，急性水頭症・脳浮腫・高血圧などを合併することがほとんどであり「副傷病あり」となる．このためここではJCS30未満の軽症例で比較する．

---

頭蓋内血腫除去術（JCS30未満）副傷病の有無
　（30日間入院）
副傷病なし(51)＝3,571×16＋2,640×14＝94,096点
副傷病あり(52)＝3808×16＋2,966×14＝102,452点

JCS30未満のいわゆる軽症例では副傷病の有無によってのみ診断群が変わる．極端な例を一つ挙げると，副傷病には「意識障害」が含まれ，厳密にはJCS I-0以外はすべて「副傷病あり」に分類されることである．すなわちJCS1桁の軽症に含まれる症例も，JCS II-20の中等度の症例も診断群分類としては同一であり，同一請求点数となる．厳密にはJCS I-0(明らかに意識清明)のみが51番で請求し，JCS I-1以上の意識障害を有すれば52番で請求できることになる．ただし，ここで意味する意識障害はICD-10分類の「R402意識障害」と定義されている．しかしICD-10においてもR402は，意識障害，意識消失，意識不明，昏睡，深昏睡，植物状態など多種の意識障害の病態を含んでいる(ICD-10対応電子カルテ用標準病名集，医療情報システム開発センター編集)．この点はまだ明確な整理がなされていないと考えられる．

　ここでは「非外傷性頭蓋内血腫」において，医療行為の違いにより診断群がどのように振り分けられ，さらにどれだけ請求点数が異なってくるか比較検討した．入院期間により点数の差は生ずるが，前章と同じく1カ月間(30日間)あるいは2週間(14日間)入院したと仮定して包括請求点数を計算した．同じ条件の下で，医療資源の使用方法によっていかに点数が変化するかがおわかりいただけると思う．

　非外傷性頭蓋内血腫の場合は，発症時の重症度によって生命予後と機能予後が大きく左右されるため，重症度によって診断群が振り分けられている．くも膜下出血と同じく，手術選択以前の意識障害によって「非外傷性頭蓋内血腫」の請求点数が決定されると言っても過言ではない．特に請求点数決定上で問題になることは，選別の境界がJCS30であることである．「意識が2桁であるからJCS30にしておこう」という考え方は，保険診療上の不正請求(振り替え請求)につながり，行政処分の対象になることを再認識する必要がある．また，頭蓋内血腫除去術を除く手術施行診断群では副傷病の規定がない．このためコスト管理上，請求点数と医療資源投入コストの差を増加させるにはいかに手術合併症を少なくしなければならないかはくも膜下出血と同様である．

　最初に述べたように，「非外傷性頭蓋内血腫」には多種の対象疾患を含んでおり，前回の「くも膜下出血・破裂脳動脈瘤」の単一の疾患群とは大きく異なる．このため診断群を選択する際は，より適切にかつ慎重に選んでいく必要があろう．また，本文で例示したが，「脳動静脈奇形において手術摘出かあるいは定位放射線治療を選択するか」のように，それぞれの根治成績を加味したり，1回の入院だけの比較ではなく一連の治療として適正な包括点数を設定したり，また，逆に学術的・客観的データから保険請求の点数へ反映させるように，学会を主体とした働きかけが必要であろう．

# 7 「脳梗塞」における医療行為別の包括評価点数比較

　ここでは幅広く虚血性脳血管障害を対象とした「脳梗塞」を例にして，医療行為の違いにより診断群がどのように振り分けられ，さらにどれだけ請求点数が異なってくるか比較検討する．

## I．「脳梗塞」診断の包括評価での留意点

　「脳梗塞」に関する診断群の対象疾患にはすべての虚血性脳血管障害を含むが，その中で診断群により大きく点数が異ってくるポイントは主に次の点と考えられる．また，これまでの疾患群と異なり，脳神経外科だけでなく脳梗塞を扱う神経内科や循環器内科の領域にも適用されることも大きな特徴となる．

　(1) 重傷度（意識障害の差）
　(2) 手術の有無（内科的治療か外科的治療か）
　(3) 手術法の選択（例えば血管内手術なのか直達手術なのか）
　(4) 随伴処置や副傷病の有無

　**表7**に脳梗塞に関連する診断群分類と各点数，**表8**に手術区分・処置1・処置2・副傷病の具体的定義(主な医療資源行為)を示す．ちなみに脳梗塞の診断群では処置1の規定が1群を除き設定されていない(71番以外)．

## II．重症度—意識障害（JCS30未満とJCS30以上）の差

　脳梗塞の予後を左右する大きな因子の1つに入院時の意識障害がある．特に脳梗塞の中でも主幹脳動脈の急性障害では，意識障害によって投入される医療資源の種類，量とも当然異なってくる．このため今回決められた「脳梗塞」に対する包括評価の診断群は，これまでの診断群と同じく，まず第一に意識障害の程度（JCS：Japan Coma Scale）により分類される．

　手術をしない場合を例に挙げて比較してみる．「処置2あり・副傷病あり」の場合として，JCS30未満の68番，JCS30以上の80番を挙げる．

> 手術なし　JCS30 未満と JCS30 以上（30 日間入院）
> JCS30 未満(68) ＝ 3,639×16 ＋ 2,717×14 ＝ 96,262 点
> JCS30 以上(80) ＝ 4,622×5 ＋ 3,928×25 ＝ 121,310 点
>
> 註：算定方法は第 3 報で解説したが，1 日点数（各入院期間）×日数の総計で計算される．

　脳梗塞で手術を選択せず，処置 2（人工呼吸，リハビリテーション，中心静脈注射）を行い，かつ副傷病がある場合は，JCS30 を境にして 25,048 点加算されることになる．極端な例では副傷病が軽症で医療資源をさほど投入しない場合でも，意識障害が JCS30 以上であれば 80 番の点数になり，逆に副傷病が重度でそれに見合った医療資源を投入しても意識障害が JCS20 以下であれば 68 番の点数になる．単純に比較はできないが，手術施行例として挙げた前章の頭蓋内血腫除去術における重症度による差が 13,525 点であったのと比べれば約 2 倍の点数差になっている．

　次に手術を選択した場合はどうであろうか．JCS30 以上の重症では「特定の手術あり」(81 番) の診断群しかなく，急性期治療の手術が想定される．この 81 番には JCS30 未満に適用される手術以外にも，その他の K コード手術を含むので，脳神経外科領域の手術をほぼすべて網羅する．逆に JCS30 未満では，「脳血管内手術等」(72 番) に含まれる手術群が急性期手術に相当すると考えられる．このためこの 72 番と 81 番を比較するが，両者とも処置と副傷病の規定がない．

> 手術あり　JCS30 未満と JCS30 以上（30 日間入院）
> JCS30 未満(72) ＝ 4,241×23 ＋ 3,135×7 ＝ 119,488 点
> JCS30 以上(81) ＝ 4,648×19 ＋ 3,703×11 ＝ 129,045 点

　手術を施行した場合，JCS30 を境に 9,557 点加算されるが，手術を選択しない前例と比較すると点数差が少ない．

### Ⅲ．手術の有無における比較

　次に手術の有無について比較を示す．今回の診断群は「脳梗塞」ほぼ全体を網羅してある反面，現実的には個別の複雑な疾患や病態に対して正確に対応しない場合もあると考えられる．そこで手術に焦点を当て，診断群をより詳しく比較してみる．

　まず JCS30 未満において，「手術なし」および 4 つの「手術群」で比較する．「手術なし」は 68 番（処置 2 あり・副傷病あり），「脳血管内手術等」は 72 番，「動脈血栓内膜摘出術」（処置 2 あり）は 75 番，「動脈

表7 「脳梗塞」に関連する診断群分類表

| 診断群分類 | 重症度JCS | 手術 | 処置1 | 処置2 | 副傷病 | 入院期間 I | 入院期間 II | 入院期間ごとの点数 I | 入院期間ごとの点数 II |
|---|---|---|---|---|---|---|---|---|---|
| 65 | 30未満 | なし | — | なし | なし | 7 | 14 | 4,092 | 3,101 |
| 66 | | なし | — | なし | 有 | 9 | 17 | 3,965 | 2,930 |
| 67 | | なし | — | 有 | なし | 16 | 31 | 3,697 | 2,732 |
| 68 | | なし | — | 有 | 有 | 17 | 34 | 3,639 | 2,717 |
| 72 | | 脳血管手術等 | — | — | — | 24 | 47 | 4,241 | 3,135 |
| 73 | | 動脈血栓内膜摘出術 | — | なし | なし | 14 | 27 | 3,786 | 2,799 |
| 74 | | 動脈血栓内膜摘出術 | — | なし | 有 | 17 | 33 | 3,605 | 2,665 |
| 75 | | 動脈血栓内膜摘出術 | — | 有 | — | 19 | 37 | 3,904 | 2,885 |
| 76 | | 動脈形成術,吻合術 頭蓋内動脈 | — | — | — | 21 | 42 | 3,490 | 2,601 |
| 77 | | 経皮的脳血管形成術 | — | — | — | 11 | 21 | 3,919 | 2,897 |
| 78 | 30以上 | なし | — | なし | — | 4 | 16 | 4,329 | 3,624 |
| 79 | | なし | — | 有 | なし | 8 | 25 | 5,140 | 4,194 |
| 80 | | なし | — | 有 | 有 | 6 | 39 | 4,622 | 3,928 |
| 81 | | 特定の手術（Kコード手術） | | | | 20 | 54 | 4,648 | 3,703 |

表8 「脳梗塞」診断群分類における各定義

| 医療資源 | 手術区分 | 細区分 | Kコード |
|---|---|---|---|
| | 脳血管内手術等 | 脳血管内手術 | K178 |
| | | 動脈形成術,吻合術（その他の動脈） | K606-5 |
| | | 減圧開頭術 | K149 |
| | | 選択的脳血栓・塞栓溶解術 | K178-3 |
| | | 頭蓋内血腫除去術（開頭・脳内） | K164-3 |
| | 動脈血栓内膜摘出術 | 動脈血栓内膜摘出術 | K604-2 |
| | 動脈形成術,吻合術（頭蓋内動脈） | 動脈形成術,吻合術（頭蓋内動脈） | K606-1 |
| | 経皮的脳血管形成術 | 経皮的脳血管形成術 | K178-2 |

| | 定義 |
|---|---|
| 処置1 | 気管切開術,胃瘻造設術,胃瘻閉鎖術 |
| 処置2 | 人工呼吸,リハビリテーション,中心静脈注射 |
| 副傷病 | 脳内出血,脳梗塞,水頭症,血管れん縮,脳塞栓,下垂体機能不全,髄液漏,脳浮腫,髄膜炎,意識障害,肺炎,胃腸出血,心不全,尿路感染症,糖尿病,呼吸不全,播種性血管内凝固症候群,多臓器不全など |

形成術・吻合術」は 76 番,「経皮的脳血管形成術」は 77 番となる.

> JCS30 未満　手術の有無の比較（30 日間入院）
> 手術なし(68)　　　　　＝3,639×16＋2,717×14＝96,262 点
> 脳血管内手術等(72)　　＝4,241×23＋3135×7＝119,488 点
> 動脈血栓内膜摘出術(75)＝3,904×18＋2,885×12＝104,892 点
> 動脈形成術・吻合術(76)＝3,490×20＋2,601×10＝95,810 点
> 経皮的脳血管形成術(77)＝3,919×10＋2,897×10
> 　　　　　　　　　　　　　　　　＋2,462×10＝92,780 点

　「手術なし」の場合でも，症候性脳梗塞であれば神経脱落症状を伴うので，通常は処置 2（リハビリテーション）ありとして 68 番で請求することになる.「脳血管内手術等」(72),「動脈形成術・吻合術」(76),「経皮的脳血管形成術」(77) は処置・副傷病とも規定がないので，これらの手術を行えば必ずその診断群で請求しなければならない.

　上記の比較をみておわかりのように,「手術なし」(68) よりも「動脈形成術・吻合術」(76) と「経皮的脳血管形成術」(77) のほうが低点数となっている. 当然ながら神経脱落症状の有無や入院期間によって点数は変化するが，急性期保存的治療に比べて慢性期血行再建手術は医療資源の投入が少なくてすむであろう前提の設定と考えられる.

　最も高額になるのは脳血管内手術等 (72) であるが，この区分には重症患者に行われるであろう手術が含まれ，投入資源も多くなり点数も高く設定されている.

　JCS30 以上では,「特定の手術」(81) の規定しかなく個別の手術設定はない.「手術なし」(80)（処置 2 あり・副傷病あり）と比較する.

> JCS30 以上　手術の有無の比較（30 日間入院）
> 特定の手術あり(81)＝4,648×19＋3,703×11＝129,045 点
> 手術なし(80)　　　＝4,622×5＋3,928×25＝121,310 点

　JCS30 以上の重症例では 7,735 点しか変わらず，あまり点数差はない.

### IV. 手術法の選択

　脳梗塞では複雑な病態が多く，それぞれのケースでどの手術を選択するか難しい. したがって比較しやすい例として「内頸動脈狭窄症」を挙げる. 考えられる手術法としては，頸動脈血栓内膜切除術と経皮的脳血管形成術が挙げられる. 頸動脈血栓内膜切除術の場合は「動脈血栓内膜摘出術 K604-2」，経皮的脳血管形成術の場合は「経皮的脳血

管形成術 K178-2」で算定することになる．どちらも慢性期として JCS30 未満，かつ合併症を含む副傷病がないと想定する．ただし使用される医療材料については考慮に入れていない．また，現行の「経皮的脳血管形成術 K178-2」には，頭蓋外内頸動脈は対象となっていないが（将来的には算定要件に含まれると考えられる），比較計算の都合上の例として提示する．動脈血栓内膜摘出術は 73 番（処置 2 なし・副傷病なし），経皮的脳血管形成術は 77 番で請求することになる．

---

内頸動脈狭窄症（JCS30 未満）
動脈血栓内膜摘出術と経皮的脳血管形成術の比較（30 日間入院）
包括点数のみの場合

動脈血栓内膜摘出術(73)＝3,786×13＋2,799×13＋2,379×4＝95,121 点
経皮的脳血管形成術(77)＝3,919×10＋2,897×10＋2,462×10＝92,780 点

内頸動脈狭窄症（JCS30 未満）
動脈血栓内膜摘出術と経皮的脳血管形成術の比較（30 日間入院）
包括点数に手術点数を加算した場合

動脈血栓内膜摘出術(73)＝95,121 点＋15,300 点
　　　　　（K604-2 動脈血栓内膜摘出術）＝110,421 点
経皮的脳血管形成術(77)＝92,780 点＋22,100 点
　　　　　（K178-2 経皮的脳血管形成術）＝114,880 点

---

　包括評価点数においては動脈血栓内膜摘出術(73)のほうが 2,341 点高点数になるが，包括外部分を加算した合計点数においては経皮的脳血管形成術 (77) のほうが 4,459 点高くなる．総点数の 2 〜 4 ％の差であり，どちらの手術も包括評価点数上はあまり大差がない．ただし，今回考慮に入れなかった脳血管形成術に使用する保険材料を考え合わせると，77 番のほうが実際は高点数になる可能性があるであろう．

### V．随伴処置の有無における比較と副傷病の有無の差

　「脳梗塞」の診断群分類において，71 番のみ「処置 1」が設定されている．
　また，「処置 2」の有無で診断群が変わるのは，「手術なし」（67・68 番，79・80 番）か「動脈血栓内膜摘出術」(75 番)の診断群である（その他「その他の手術」70 番）．「処置 2」には人工呼吸・リハビリテーション・中心静脈注射のみが定義されている．極端な例としては人工呼吸管理を行う重症例も，リハビリテーションだけ施行するいわゆる

軽症例も請求上は同点数となる．

　次に副傷病の有無の差について検討する．「副傷病」の有無で診断群が変わるのは，「手術なし」（66・68番，80番）か「動脈血栓内膜摘出術」（74番）の診断群である．通常JCS30以上の重症では，脳浮腫・肺炎・糖尿病などの副傷病を合併することがほとんどであり「副傷病あり」となる．このためここではJCS30未満の軽症例で比較する．

> 動脈血栓内膜摘出術（JCS30未満）副傷病の有無　（30日間入院）
> 副傷病なし（73）＝3786×13＋2799×13＋2379×4＝95,121点
> 副傷病あり（74）＝3,605×16＋2,665×14＝94,990点

　動脈血栓内膜摘出術（JCS30未満）の場合，不可思議なことに副傷病を有するほうが点数が低く設定されている．あくまでも30日間入院で区切っているためであるが，副傷病を有しても請求点数が変わらないということは，手術による合併症を極力抑えなければならないことはおろか，副傷病を有する症例に対する手術適応も慎重に考えざるを得なくなるであろう．

　ここでは「脳梗塞」において，医療行為の違いにより診断群がどのように振り分けられ，さらにどれだけ請求点数が異なってくるか比較検討した．入院期間により点数の差は生ずるが，前章と同じく1カ月間（30日間）入院したと仮定して包括請求点数を計算した．同じ条件のもとで，医療資源の使用方法によっていかに点数が変化するかがおわかりいただけると思う．

　脳梗塞の場合も，発症時の重症度によって生命予後と機能予後が大きく左右されるため，重症度（意識障害）によって診断群が振り分けられている．くも膜下出血や非外傷性頭蓋内血腫と同じく，手術選択以前の意識障害によって請求点数が決定されると言ってもよい．繰り返しになるが，曖昧な意識障害の判定は保険診療上の不正請求（振り替え請求）につながることになるので十分に注意しなければならない．

　「脳梗塞」の包括請求では脳神経外科だけでなく，脳梗塞を扱う神経内科や循環器内科などの他科にも適用される．このため従来は内科外科とも全く別々の観点から診療報酬請求を見ていたが，その考え方も大きく変化することになるであろう．すなわち診断群を基準とした包括請求により，手術を含んで治療するかどうかで点数の差がはっきりと見え，内科的治療と外科的治療の請求点数上の差が明確になってくる．脳神経外科を超えて，脳卒中に関連するさらに広い範囲で治療の選択を改めて考慮していかなければならなくなるであろう．また，いくつか例を示したが，手術を選択しないほうが高額になる診断群も存在する．このためコスト管理上，内科的治療をあえて選択したり，外

科的治療を選択するにしても請求点数と医療資源投入コストの差を増加させるべく手術合併症を少なくする努力を強いられることになるであろう．

　最後に「脳梗塞」診断群の選定で大きく問題になるのが，発症からの時期であろう．脳梗塞も急性期と慢性期では，その病態が大きく異なる．当然ながら，手術選択や手術適応も各病期によって変えていかなければならない．このように「脳梗塞」には多種の対象疾患や種々の病期を含んでおり，さらにそれを担う医師側の治療や方針も異なり，診断群を選択する際にまだ混迷するであろう．その調整には脳神経外科学会だけでなく，関連学会と協力して適切な治療ガイドラインを導き，より適正な診断群システムになるように改善を働きかける必要があろう．

# 8 「頭部・顔面外傷」,「非外傷性硬膜下血腫」における医療行為別の包括評価点数比較

　ここでは，いわゆる外傷を対象とした「頭部・顔面外傷」および「非外傷性硬膜下血腫」を例にして，医療行為の違いにより診断群がどのように振り分けられ，さらにどれだけ請求点数が異なってくるか比較検討する．

## I．「頭部・顔面外傷」診断の包括評価での留意点

　「頭部・顔面外傷」に関する診断群の対象疾患には，主に脳神経外科が取り扱う頭蓋の外傷を含む．診断群により大きく点数が異なってくるポイントは主に次の点と考えられる．

　外傷は複雑な病態を示し，また，その他の合併外傷も含むこともあり，診療報酬請求上において包括評価では診断群分類するのが極めて難しいと考えられる．実際にこの分類項目を見てわかるように，「頭部外傷」と「顔面外傷」が同一診断群になっており，便宜上一つの項目にまとめられているのがわかる．

　(1) 重傷度（意識障害の差）
　(2) 手術の有無（保存的治療の場合）
　(3) 手術法の選択
　(4) 慢性硬膜下血腫の取り扱い（大分類の選択）

　表9に「頭部・顔面外傷」および表10「非外傷性硬膜下血腫」に関連する診断群分類と各点数，表11に手術区分・処置1・処置2・副傷病の具体的定義(主な医療資源行為)を示す．ちなみに頭部・顔面外傷の診断群では処置2と副傷病の規定が設定されていない．

## II．重症度—意識障害（JCS30未満とJCS30以上）の差

　頭部外傷の予後を左右する大きな因子の一つに入院時の意識障害がある．意識障害によって投入される医療資源の種類，量とも当然異なってくる．このため今回決められた「顔面・頭部外傷」に対する包括評価の診断群は，これまでの診断群と同じく，まず第一に意識障害（JCS）により分類される．

　手術例として減圧開頭術等(減圧開頭術，頭蓋内血腫除去術，脳切除術など)を施行した場合を例に挙げて比較してみる．JCS30未満は

表9 「頭部・顔面外傷」に関連する診断群分類

| 診断群分類 | 重症度JCS | 手術 | 処置1 | 処置2 | 副傷病 | 入院期間(日) I | 入院期間(日) II | 入院期間ごとの点数 I | 入院期間ごとの点数 II |
|---|---|---|---|---|---|---|---|---|---|
| 1733 | 30未満 | なし | なし | — | — | 3 | 9 | 3,427 | 2,831 |
| 1734 | | その他の手術 | — | — | — | 7 | 13 | 2,546 | 1,882 |
| 1735 | | 関連手術 | — | — | — | 10 | 19 | 2,713 | 2,005 |
| 1736 | | 創傷処理 | — | — | — | 3 | 9 | 3,523 | 2,910 |
| 1740 | | 慢性硬膜下血腫穿孔洗浄術 | — | — | — | 8 | 15 | 3,112 | 2,300 |
| 1741 | | 減圧開頭術等 | なし | — | — | 12 | 28 | 3,533 | 2,755 |
| 1743 | 30以上 | その他の手術 | — | — | — | 8 | 27 | 4,536 | 3,726 |
| 1744 | | 減圧開頭術等 | — | — | — | 9 | 33 | 5,042 | 4,165 |

表10 「非外傷性硬膜下血腫」に関連する診断群分類

| 診断群分類 | 重症度JCS | 手術 | 処置1 | 処置2 | 副傷病 | 入院期間(日) I | 入院期間(日) II | 入院期間ごとの点数 I | 入院期間ごとの点数 II |
|---|---|---|---|---|---|---|---|---|---|
| 60 | | なし | — | — | — | 7 | 14 | 3,002 | 2,274 |
| 61 | | 慢性硬膜下血腫穿孔洗浄術 | — | なし | — | 7 | 13 | 3,034 | 2,243 |
| 62 | | 慢性硬膜下血腫穿孔洗浄術 | — | 有 | — | 11 | 21 | 2,883 | 2,131 |
| 63 | | 頭蓋内血腫除去術・開頭 | — | — | — | 8 | 16 | 2,964 | 2,239 |

表11 「頭部・顔面外傷」診断群分類における各定義

| 手術区分 | 細区分 | Kコード |
|---|---|---|
| 慢性硬膜下血腫穿孔洗浄術 | 慢性硬膜下血腫穿孔洗浄術 | K164-2 |
| 減圧開頭術等 | 減圧開頭術 | K149 |
| | 頭蓋内血腫除去術(開頭) | K164-3 |
| | 脳切除術 | K168 |
| | など | |
| 関連手術 | 頭蓋骨形成手術 | K180 |
| | 穿頭術後脳室ドレナージ | K145 |
| | 水頭症手術 | K174 |
| | など | |
| その他の手術 | | その他のKコード |

| | 定義 |
|---|---|
| 処置1 | 気管切開術、胃ろう造設術、胃ろう閉鎖術 |
| 処置2 | 人工呼吸、リハビリテーション |
| 副傷病 | 頭部損傷の続発・後遺症、肺炎、嚥下障害 |

1741番，JCS30以上は1744番となる．ただし1741番では「処置1・なし」となる．

> 減圧開頭術等　JCS30 未満と JCS30 以上（30 日間入院）
>
> JCS30未満(1741)＝3,533×11＋2,755×16＋2,342×3＝89,969 点
> JCS30以上(1744)＝5,042×8＋4,165×22＝131,966 点
>
> 註：算定方法は第3章で解説したが、1日点数（各入院期間）×日数の総計で計算される．

　頭部外傷において減圧開頭術や頭蓋内血腫除去術を行った場合，JCS30 を境に 41,997 点加算されることになる．重症頭部外傷では，人工呼吸や中心静脈注射などの処置，また，続発症や他臓器障害に対する治療を必要とするため，重症になればなるほど加算点数が増加するのは当然と考えられる．

### Ⅲ．手術を行わない場合

　頭部外傷で手術を選択しない場合はどうであろうか．JCS30 未満であれば 1733 番となるが，JCS30 以上では選択すべき診断群が存在しない．すなわち JCS30 以上の重症例で手術を施行しない症例は，従来どおりの出来高請求となる．重症外傷はその他の多発外傷なども併発し複雑な病態となり，投入される医療資源も病態によって大きく変わるためである．

　したがって，JCS30 未満において創傷処理を含めて一切の手術を行わないケースを例示する．処置行為・手術行為を含まないため，点滴などの保存的治療を意味する．比較的軽症例に多いと考えられ，7日間と 14 日間入院を示すが，点数の高低感は実際の各病態によってかなり変わるであろう．

> 7日間入院として
> JCS30未満(1733)＝3,427×2＋2,831×5＝21,009 点
> 14 日間入院として
> JCS30未満(1733)＝3,427×2＋2,831×6＋2,406×6＝38,276 点

### Ⅳ．手術の手技における比較

　次に手術手技による差を検討する．JCS30 未満では手術手技の選択により診断群が細かく設定されているため，JCS30 未満しかも 14 日間入院として算出する．逆に JCS30 以上の診断群は 1743 番（その他の手術）と 1744 番（減圧開頭術等）の 2 群しか設定されていない．

```
JCS30 未満・14 日間入院
手術なし(1733)      ＝3,427×2＋2,831×6＋2,406×6＝38,276 点
その他の手術(1734)＝2,546×6＋1,882×6＋1,600×2＝29,768 点
関連手術(1735)      ＝2,713×9＋2,005×5＝34,442 点
創傷処理(1736)      ＝3,523×2＋2,910×6＋2,474×6＝39,350 点
減圧開頭術等(1741)＝3,533×11＋2,755×3＝47,128 点
```

疾患の軽重に応じた適切な入院期間はさまざまであるため，14日間の一定期間入院で比較した．このため現実的な請求点数と異なる部分が生ずるが，あくまでも比較のためと思っていただきたい．

まず「その他の手術」と「関連手術」を行った場合よりも，「手術なし」を選択したほうが高点数となっている．さらに「創傷処理（K000）」だけを行った例も同じく，「その他の手術」と「関連手術」を行った場合よりも高点数となっている．総点数としては各手術点数を包括点数に加算するため，手術手技によって点数が逆転することもあろう．しかしながら「手術をしたほうが，手術や処置をしない場合や簡単な創傷処理だけをした場合よりもベースとなる包括評価部分の点数が低くなることがある」という一瞬矛盾と思われる現象が生ずる．

このため実際に手術点数を加算して総点数として検討する．創傷処理だけをした場合（創傷処理1736番），脳室ドレナージをした場合（関連手術1735番），および減圧開頭術を行った場合（減圧開頭術等1741番）について比較する．

```
JCS30 未満・14 日間入院

［包括点数のみの場合］
創傷処理(1736)「創傷処理」        ＝39,350 点
関連手術(1735)「脳室ドレナージ」＝34,442 点
減圧開頭術等(1741)「減圧開頭術」＝47,128 点

［包括点数に手術点数を加算した場合］
創傷処理(1736)   ＝39,350 点＋2,000 点
                 （K000-3　創傷処理・筋肉に達する・10cm 以上）
                 ＝41,350点
関連手術(1735)   ＝34,442 点＋1,940 点
                 （K145　穿頭術後脳室ドレナージ）＝36,382 点
減圧開頭術等(1741)＝47,128 点＋14,200 点
                 （K149　減圧開頭術）＝61,328 点
```

包括点数では前記の通り「脳室ドレナージ」を行った場合が一番低点数なる．手術点数を加算した総点数でも「脳室ドレナージ」を行った例が最も低点数となる．すなわち脳室ドレナージを行った例よりも創傷処理だけを行った場合のほうが，総点数においても高点数となる．また，「創傷処理」と「減圧開頭術」を比較しても 19,978 点の差しかない．この点数差が大きいか小さいかは単純に比較はできないが，実際に軽症外傷と重症外傷を経験している脳神経外科医なら，投入する医療資源や人的資源に比べて，その差額の程度がどのようなものか感覚的におわかりいただけると思う．

## V．慢性硬膜下血腫

今回の診断群分類では「慢性硬膜下血腫」を扱う診断群が，2 つの MDC 大分類で取り扱われている．一つは「MDC01 神経系疾患」の「非外傷性硬膜下血腫」，もう一つは「MDC16 外傷など」の「頭部・顔面外傷」である．明らかな外傷起因が既往で判明すればクリアーであるが，通常は「頭を打ったような打たないような」微妙な病歴となるケースをよく経験するであろう．

あえてこの 2 つの大分類で分けて比較し，14 日間入院としてその点数差を検討してみる．

---

**MDC01 神経系疾患・非外傷性硬膜下血腫**

JCS 規定なし・14 日間入院

慢性硬膜下血腫穿孔洗浄術(61)＝3,034×6＋2,243×6＋1,907×2
（処置 2・なし）　　　　　　　　　　　　　　＝35,476 点

慢性硬膜下血腫穿孔洗浄術(62)＝2,883×10＋2,131×4＝37,354 点
（処置 2・あり）（人工呼吸・リハビリテーション・中心静脈注射）

頭蓋内血腫除去術・開頭・硬膜下(63)＝2,964×7＋2,239×7＝36,421 点

**MDC16 外傷など・頭部・顔面外傷**

JCS30 未満・14 日間入院

慢性硬膜下血腫穿孔洗浄術(1740)＝3,112×7＋2,300×7＝37,884 点

---

外傷の既往がある場合は，処置の有無にかかわらず MDC16（1740番）となり点数が最も高くなる．外傷の既往がなく，処置を要さない場合は MDC01（61 番）となり，1740 番と比べ 2,408 点低額となる．点数差としては高額ではないと思われるが，単に外傷の既往があるかないかだけでこれだけの点数差が生ずるという矛盾が生まれる．

さらに非外傷性硬膜下血腫において開頭により血腫除去を行った場

合(63番)は，外傷による症例の穿頭洗浄術(62番)よりも低い点数となっている．

　本章では「頭部・顔面外傷」において，医療行為の違いにより診断群がどのように振り分けられ，さらにどれだけ請求点数が異なってくるか比較検討した．入院期間により点数の差は生ずるが，30日間あるいは14日間入院したと仮定して包括請求点数を計算した．同じ条件のもとで，医療資源の使用方法によって，いかに点数が変化するかがおわかりいただけたと思う．

　頭部外傷の場合も，発症時の重症度によって生命予後と機能予後が大きく左右されるため，重症度(意識障害)によって診断群が振り分けられている．脳血管障害以上に，手術選択以前の意識障害によって請求点数が決定されると言っても過言ではない．繰り返しになるが，曖昧な意識障害の判定は保険診療上の不正請求(振り替え請求)につながることになるので十分に注意しなければならない．

　頭部外傷はその他の脳疾患と異なり，重度になればなるほど複雑な病態を示す．頭部に加わる外傷の部位，外力もそれぞれで異なり，さらに頭部以外の多発外傷を併発することもある．このためさまざまな症例を一定の診断群に篩い分けることは難しく，細かく分類分けをすれば多数の診断群となったであろう．今回の頭部外傷にかかわる診断群は，約8分類に分けられているのみで診断群を簡潔化することにより，大きな枠組みの中で全体を捉えようと考えられている．したがって前述したように，矛盾点も存在することは否めない．包括評価の考え方自体が，全体像から個別を捉えようとする方向なので仕方ないことであるが，できるだけ矛盾点を解決し，よりスマートな診断群となることを期待したい．

# 9 「未破裂脳動脈瘤」における医療行為別の包括評価点数比較

　ここでは脳神経外科領域で手術適応や手術法の選択で常に議論となる「未破裂脳動脈瘤」を例にして，医療行為の違いにより診断群がどのように振り分けられ，さらにどれだけ請求点数が異なってくるか比較検討する．特に「クリッピングなのか血管内手術なのか」が最大の関心事であるが，単なる医学的適応でなくコストを主とした医療経済面から検討した．

　なお本章から，平成16年4月1日改定後のDPC診断群で検討するため，診断群番号を含めて変更がなされている．

## I．「未破裂脳動脈瘤」診断群の包括評価での留意点

　「未破裂脳動脈瘤」において，診断群により大きく点数が異なるポイントは次の点と考えられる．

　（1）検査入院
　（2）手術を行う場合と行わない場合
　（3）手術法の選択（開頭クリッピングと血管内手術による差）
　（4）副傷病の有無による差

　表12に未破裂脳動脈瘤に関連する診断群分類と点数，表13に手術区分・処置1・処置2・副傷病の具体的定義（主な医療資源行為）を示す．

## II．検査入院

　未破裂脳動脈瘤ではMRI，MRA，3D-CTなどで脳動脈瘤を疑われ，確定診断，特に脳血管撮影のために入院する場合があり，検査入院はこのケースに当てはまる．施設によって異なるが，脳血管撮影を主とした検査入院であれば1泊2日が原則となるので，2日間入院として計算する．

```
検査入院（2日間入院）
・検査入院(26)＝5,071×2＝10,142点
```

　平成15年度までは検査入院にかかわる全費用がこの包括点数に含まれていたが，平成16年度からは「選択的動脈造影カテーテル手技」が出来高評価として算定できることになった．具体的には下記の造影剤注入手技にかかわる手技料が主に包括外請求となる．

```
検査入院　包括外・手技料
E003      造影剤注入手技
E003-3    動脈造影カテーテル法           1,180 点
          選択的血管造影加算               640 点
                                計       1,820 点
```

したがって「2日間の未破裂脳動脈瘤の脳血管撮影入院」では，包括評価＋出来高評価の総計として11,962点請求できることになる．これまでの出来高評価と比べると通常2日間入院で約1万点ぐらいなので，手技料分だけ上乗せされている感がある．最も包括評価内には，造影剤などの薬剤などが包括され，過剰な使用はコストアップになることは従前と同様である．

## III. 手術の有無における比較

未破裂脳動脈瘤の場合，検査入院を除いて根治治療以外の目的で入院することは通常考えられない．したがって「未破裂脳動脈瘤・手術なし」の診断群を検討することはあまり意味がないと思われるが，「手術あり」の診断群を客観的に比較検討するために例示する．

クリッピングを施行した場合は29番（処置なし）あるいは30番（処置あり），手術をしない場合は27番（副傷病なし）あるいは28番（副傷病あり）となる．手術なし（27番）の場合の特定入院期間が17日間と設定されているため（表12に掲載なし），14日間入院で比較する．

```
手術の有無の比較（14日間入院）
・クリッピング(29)＝3,099×11＋2,291×3＝40,962 点
・手術なし(27)＝4,111×3＋3173×4＋2,697×7＝43,904 点
```

14日間入院において，未破裂脳動脈瘤ではクリッピングによる根治性の高い治療よりも手術しないほうが2,942点高点数となる．先述したように，主診断「未破裂脳動脈瘤」において手術もせず長期間入院することは通常では考えられないので，現実的には架空の比較になろうが，この診断群の意味するものが何であるか再考しなければならないであろう．

もちろん手術点数自体は包括外請求すなわち出来高部分として請求されるため，請求する総点数としてはクリッピングのほうが高くなるのは自明である．

表12 「未破裂脳動脈瘤」に関連する診断群分類表

| 診断群分類 | 重症度JCS | 手術 | 処置1 | 処置2 | 副傷病 | 入院期間 I | 入院期間 II | 入院期間ごとの点数 I | 入院期間ごとの点数 II |
|---|---|---|---|---|---|---|---|---|---|
| 26 | 規定なし | 検査入院 | — | — | — | 3 | 5 | 5,071 | 3,748 |
| 27 | | なし | — | — | なし | 4 | 8 | 4,111 | 3,173 |
| 28 | | なし | — | — | 有 | 8 | 15 | 4,002 | 2,958 |
| 29 | | 脳動脈瘤頸部クリッピング等 | — | なし | | 12 | 23 | 3,099 | 2,291 |
| 30 | | 脳動脈瘤頸部クリッピング等 | — | 有 | | 24 | 48 | 3,528 | 2,627 |
| 31 | | 脳血管内手術 | — | なし | | 7 | 13 | 3,122 | 2,307 |

表13 「未破裂脳動脈瘤」診断群分類における各定義

| 医療資源 | 手術区分 | 細区分 | Kコード |
|---|---|---|---|
| | 脳動脈瘤頸部クリッピング | 脳動脈瘤頸部クリッピング | K177 |
| | | 脳動脈瘤頸部被包術 | K175 |
| | | 脳動脈瘤流入血管クリッピング（開頭） | K176 |
| | | 脳動脈瘤流入血管クリッピング（開頭）および動脈形成術、吻合術（頭蓋内動脈） | K176+K606-1 |
| | 脳血管内手術 | 脳血管内手術 | K178 |

| | 定義 |
|---|---|
| 処置1 | 規定なし |
| 処置2 | リハビリテーション |
| 副傷病 | 脳梗塞、てんかん、血管れん縮、脳塞栓、意識障害など、心不全、呼吸不全、肝機能障害、腎機能障害、肺炎など |

## IV．手術法の選択（開頭クリッピングと血管内手術による差）

　未破裂動脈瘤治療における論点は，やはり開頭手術か血管内手術かの選択であろう．このため今回の包括評価においても血管内手術による診断群分類が設定されている．

　第5章では「くも膜下出血・破裂脳動脈瘤」について同様の比較を述べた．破裂脳動脈瘤において包括評価点数は，血管内手術の診断群のほうが1,840点ほど高くなっていた．

　未破裂脳動脈瘤では，血管内手術は「処置2なし」の診断群についてのみ設定されているため，クリッピングにおいても「処置2なし」の診断群について比較する．クリッピングを施行した場合は29番，血管内手術を施行した場合は31番となる．また，血管内手術（31番）の場合の特定入院期間が21日間と設定されているため（表12に掲載なし），14日間入院で比較する．

> クリッピングと血管内手術の比較（14日間入院）
>
> 包括点数のみの場合
> ・クリッピングなど(29)＝3,099×11＋2,291×3＝40,962点
> ・血管内手術(31)＝3,122×6＋2,307×6＋1,961×2＝36,496点

　包括評価点数だけでは，クリッピングの診断群のほうが4,466点ほど高くなる．この点は血管内手術のほうが高点数であった「くも膜下出血・破裂脳動脈瘤」と大きく異なる．

　さらに包括外部分の手術点数を加算すると，さらに差が開きクリッピングのほうが40,066点高くなる．この中には医療材料を含めていないので，血管内手術で使用するコイルなどの材料費を加えれば，実際には血管内手術のほうが高点数になることもあり得る．しかし，今後の手術点数の改定や医療材料の包括化などにより，診断群全体の請求点数が大きく変わることもあり得る．例えば医療材料を含めて包括評価となれば，当然クリッピングのほうがコストを落とすことが可能となる．

> クリッピングと血管内手術の比較（14日間入院）
>
> 手術点数のみを加算した場合
> ・クリッピング(29)＝40,962点＋68,300点
> 　　　　　　　　　　（K177脳動脈瘤頸部クリッピング：1カ所）
> 　　　　　　　　　　（施設基準5/100加算なし）＝109,262点
> ・血管内手術(31)＝36,496点＋32,700点
> 　　　　　　　　　　（K178血管内手術）
> 　　　　　　　　　　（施設基準5/100加算なし）＝69,196点

## V．副傷病の有無における比較

　「未破裂脳動脈瘤」の診断群分類においては，なんらかの手術を行った場合は副傷病の有無で分類が規定されることはない．このため基礎疾患で副傷病を有する症例では，その疾病の治療にかかわる医療資源投資はコストアップとなる．最も大事なことは手術合併症による副傷病についても同様であり，手術合併症をできるだけ出さないことが，この「未破裂脳動脈瘤」の診断群分類請求上重要となることは今さら言うまでもないことである．

　ここでは「未破裂脳動脈瘤」において，医療行為の違いにより診断群がどのように振り分けられ，さらにどれだけ請求点数が異なってくるか比較検討した．入院期間により点数の差は生ずるが，これまでの

疾患と異なり予定手術を前提とするため14日間入院したと仮定して包括請求点数を計算した．同じ条件のもとで，医療資源の使用方法によっていかに点数が変化するかがおわかりいただけたと思う．

コスト管理のうえで最も重要なことは，未破裂脳動脈瘤では基礎疾患を除けば副傷病はなく，単純に手術合併症の有無により治療に対する医療資源投資が変わってくる．簡単に言えば，合併症を出さなければ直接コストダウンにつながることを意味する．

また，脳外科医として問題となるのが，本文でも記述したように「開頭クリッピング」と「血管内手術」との差である．医療材料費を除けば，技術評価という点ではクリッピングに軍配は上がるが，あくまでも一般論であり個別症例に対してはそれぞれの技術の功利を選択して適応していかなければならない．また，塞栓物質として使用するコイルなどの医療材料をどう取り扱うか（特に包括内か包括外か）によって，手術法を選択する際のインセンティブが大きく変わるおそれがある．今後，万が一，医療材料も包括評価内での算定になれば，現在の塞栓物質の価格ではまったくの赤字になってしまう可能性がある．この点をどう解決していくかを学会全体でも論議する必要があると思う．

ここで述べることはあくまでもコスト面からの視点であり，医学的観点をはずしてはならない．さりとて今後の医療経済状況を考えれば，コスト意識も当然ながら必要となるのは言うまでもない．

# 10 2004年度改定の概要と包括評価点数の推移（対2003年度比較）

2004年度は2年ぶりに社会保険診療報酬が改正され，大きく3つの基本的考え方が示されている．
(1) 従来どおり国民皆保険体制とフリーアクセスの原則を維持すること．
(2) 厳しい経済社会情勢のもと，医療の安全と質を確保し，その中でも特にDPC，小児医療・精神医療を重点評価すること．
(3) 上記の評価より国民が納得できる改定とし，改定率は±0％とすること．

このように現在および将来の経済情勢を視野に入れ，医療行政は包括評価方式払いとしてのDPCに対して期待を寄せるのみならず，その幅広い導入に力を入れていくであろうと考えられる．実際に2004年からは特定機能病院だけでなく，DPC調査協力医療機関として一般病院からも手上げ方式でその試行が始まった．

前章までは，2003年度版DPCにおける脳神経外科領域の診断群について具体的点数比較を示しながら解説してきた．ここでは，2003年度版と比較しながら2004年度改定により実際どのくらい点数が変化したかをお示ししたい．全体の社会保険診療報酬改定率は±0％と公表されているが，DPCにおいては明らかに減点になっている印象を受ける．あくまで仮定として計算しているが，2003年度と2004年度では同じ診断群でもかなりの点数差が出る疾患群もあり，DPC全体として減点改定となっていることを示唆するものである．

## I．DPCにおける2004年度見直し事項の概要

2003年度から特定機能病院に導入されたDPCは，再検討や導入後のデータに基づき一部見直しがなされている．主に追記されたのは下記である．

**対象患者**：「生後7日以内の新生児の死亡」は該当患者として除く．

**出来高評価**：「選択的動脈造影カテーテル手技，病理診断，病理学的検査判断」を出来高として算定する．

**1日当たり点数**：悪性腫瘍に対する化学療法等の短期入院の分類については，25パーセンタイル値までの15％加算を5パーセンタイル値までに繰り上げ加算算定する．

また，診断群分類については2003年7月から10月の退院患者にかかわる調査(29.3万人)に基づき見直しがなされている．

|  | 2003 年度 |  | 2004 年度 |
|---|---|---|---|
| 主要診断群 | 16 | → | 16 |
| 疾患数 | 575 | → | 591 |
| 診断群分類 | 1,860 | → | 1,727 |

　脳神経外科医として興味あることは，当然ながら脳神経外科領域での診断群分類の変更ならびにその点数改定である．

　例えば，脳腫瘍にかかわる診断群分類は，2003年は24分類であったのが2004年は17分類へと変更されている．簡単に言えば，2003年度調査によってあまり請求されない診断群は削除され整理されたと言ってよい．

　問題の点数改定については詳細を後述するが，例えば「脳腫瘍（頭蓋内腫瘍摘出術・放射線療法など）」を想定した診断群は，2003年は21番（入院期間 I ＝ 38 日，入院期間 I 未満の 1 日点数＝3,344点）であったが，2004年は13番（入院期間 I ＝ 28 日，入院期間 I 未満の 1 日点数＝3,005点）と改定された．在院日数基準が25％短縮されていると同時に，同入院期間の点数も10％程度減点改定されている．

　このように一つの診断群を取り上げても，在院日数短縮とコスト削減を余儀なくされていることがうかがえる．脳腫瘍を例示したので，それに合わせ脳腫瘍にかかわる診断群について2003年と2004年の請求算出額を比較してみる．

## II．脳腫瘍－悪性度（悪性脳腫瘍と良性脳腫瘍）での比較

　悪性脳腫瘍と良性脳腫瘍に分けて2003年と2004年での同一診断群の点数を比較する．

　悪性脳腫瘍の場合，2003年では21番（頭蓋内腫瘍摘出術＋放射線療法・化学療法＋インターフェロン療法・中心静脈注射など），2004年では13番（頭蓋内腫瘍摘出術＋放射線療法・化学療法・インターフェロン療法など）に相当する．一方，良性腫瘍の場合は，2003年は16番（頭蓋内腫瘍摘出術のみ），2004年では11番（頭蓋内腫瘍摘出術のみ）に該当する（ただしどちらも副傷病あり）．

　2004年点数の後のパーセンテージ表示は対2003年点数比較である．

```
悪性脳腫瘍（30 日間入院）
2003 年 悪性脳腫瘍(21)＝3,344×30＝100,320 点
2004 年 悪性脳腫瘍(13)＝3,005×27＋2,221×3＝87,798 点(87.5％)
良性脳腫瘍（30 日間入院）
2003 年 良性脳腫瘍(16)＝3,166×16＋2,364×14＝83,752 点
2004 年 良性脳腫瘍(11)＝3,111×14＋2,326×15＋1,977×1
              ＝80,421 点(96.0％)
```

2003年に比べて，2004年では各入院期間の点数自体が減額されていること，さらに設定入院期間がいずれも短縮されたことにより，当然の結果として総点数も減算されることになる．同じ30日間入院として仮定算出すると，前年度対比が「悪性脳腫瘍」で87.5%，「良性脳腫瘍」で96.0%となる．点数自体が相対的に高く設定されていた「悪性脳腫瘍」に相当する診断群ほど減算幅が大きいと考えられる．

## III．脳腫瘍－術後補助療法（放射線治療・化学療法）での比較

悪性脳腫瘍の場合でも，生物学的悪性度によっては術後の補助療法を行う症例と行わない症例が存在する．術後の補助療法を行う場合，2003年では21番（頭蓋内腫瘍摘出術＋放射線療法・化学療法＋インターフェロン療法・中心静脈注射など），2004年では13番（頭蓋内腫瘍摘出術＋放射線療法・化学療法・インターフェロン療法など）に相当する．一方，補助療法を行わない場合は，2003年では19番（頭蓋内腫瘍摘出術のみ），2004年では11番（頭蓋内腫瘍摘出術のみ）に該当する．

```
術後補助療法　あり（30日間入院）
2003年　術後補助療法あり(21)＝3,344×30＝100,320点
2004年　術後補助療法あり(13)＝3,005×27＋2,221×3
                        ＝87,798点(87.5%)

術後補助療法　なし（30日間入院）
2003年　術後補助療法なし(19)＝2,802×30＝84,060点
2004年　術後補助療法なし(11)＝3,111×14＋2,326×15＋1,977×1
                        ＝80,421点(95.7%)
```

同じ30日間入院として仮定算出すると，前年度対比が「術後補助療法あり」で87.5%，「術後補助療法なし」で95.7%となる．やはり点数自体が相対的に高く設定されていた「術後補助療法あり」に相当する診断群ほど減算幅が大きいと考えられる．

## IV．脳腫瘍－副傷病の有無における比較

副傷病には大きく分けて，頭蓋内に起因する疾患と全身状態に起因する疾患がある．頭蓋内疾患には水頭症，症候性てんかん，脳浮腫，脳内出血，脳梗塞，痙攣，意識障害などが含まれる．頭蓋外疾患には肺炎，播種性血管内凝固症候群，消化管出血，呼吸不全などが含まれる．

副傷病の有無を比較する場合，手術合併症の有無として視点を当てると良性腫瘍における手術症例を想定したほうがよいと思われる．し

たがって，良性脳腫瘍すなわち術後補助療法を要しない診断群について比較する．

---
良性脳腫瘍　副傷病あり（30日間入院）
2003年　副傷病を有する場合(16)＝3,166×16＋2,364×14＝83,752点
2004年　副傷病を有する場合(11)＝3,111×14＋2,326×15＋1,977×1
　　　　　　　　　　　　　　　　　＝80,421点（96.0％）

良性脳腫瘍　副傷病なし（30日間入院）
2003年　副傷病を有しない場合(15)＝3,213×14＋2,375×15＋2,019×1
　　　　　　　　　　　　　　　　　＝82,626点
2004年　副傷病を有しない場合(10)＝3,056×13＋2,288×14＋1,945×3
　　　　　　　　　　　　　　　　　＝77,595点（93.9％）
---

　同じ30日間入院として仮定算出すると，前年度対比が「副傷病あり」で96.0％，「副傷病なし」で93.9％となる．副傷病の有無に関しては，減算幅はさほど大きくない．もともと良性脳腫瘍を想定する診断群の場合は，補助療法を有する診断群よりも入院期間Ⅰも約半分の期間に，かつ1日点数も低めに設定されている．厳しい言い方をすれば，良性脳腫瘍のように手術のみで完治させ得る場合は，手術合併症は初めから想定していないとして考えられているかもしれない．

　今回は「脳腫瘍」に関するいくつかの診断群に限って例を示し比較した．傾向としては，やはり2003年度で高点数ほど減点率が大きいように思われる．もちろん2003年7月から10月までのデータを根拠として算出検討してあるので，実際の請求に基づいた改定であろう．行政主導により減点されたというより，むしろDPCが導入されたことにより，対象保険医療機関が包括評価を意識し，在院日数の短縮やコスト管理への意識を高めた結果として適正な点数になったと予想される．
　結果的に減点となったことが単純に悪いかと言えば，そうではないと思う．例えば，包括外請求となる手術料の中には特定機能病院のように施設基準を満たす施設であれば所定点数の100分の5に相当する点数を加算できる．減点された手術術式や，たったの5％であることを考え合わせると，現時点で大きな差額にはならないかもしれない．しかし今後の社会保険診療報酬システムの方向を考えると，包括評価である入院基本費用を削減し，逆に出来高となる技術料をアップすることにより，医療機関の差別化を図っていこうとする意図が見え隠れする．つまり安全で高度な医療を提供できる「医療の質の高い」医療機関とそれ以外の医療機関を保険点数からも差別化し，全体としてわ

が国の医療の質を維持しようとする意図であると予想される．
　これまでの単純に「医療費が高い＝医療の質も高い」ではなく，「低コスト＋高技術＝医療の安全と質の高さ‥を実現できる医療機関により多くの保険点数給付を行う」という方向に向かっていくであろう．

# 11 2004年度改定による包括評価点数の推移（各診断群比較）

　急性期の入院包括評価として，DPCが2003年度に初めて特定機能病院に導入された．さらに導入後の再調査により2004年度はその見直しがなされた．2004年度は同時に社会保険診療報酬全体も改正され，その基本方針の中では医療の質の向上を目的にDPCへの重点評価も打ち出されている．

　このように将来の経済情勢を視野に入れ，医療行政は包括評価方式払いとしてのDPCに期待を寄せるのみならず，その幅広い導入に力を入れていくであろう．実際に2004年度からは特定機能病院だけでなく，DPC調査協力医療機関として一般病院からも手上げ方式でその試行が始まった．このような状況の中で，2004年度のDPC改定は病院側にとってどのように変わったのだろうか．

　ここでは，第4章から第9章までで例示した脳神経外科の主な診断群（脳腫瘍，くも膜下出血，脳出血，脳梗塞，外傷）について，2003年度版と比較しながら2004年度改定により実際どのくらい点数が変化したかを呈示したい．驚くことに，脳神経外科領域の診断群では，ほんの一部の例外を除いてほぼすべてが減点評価になっている．全体の社会保険診療報酬改定率が±0％と公表されている中で，DPC（ここでは脳神経外科領域に限っているが）においては明らかに減点になっているようである．すでにDPCが導入されている特定機能病院などではさらなるコスト管理を余儀なくさせられる状況である．

## I．2004年度改定による包括点数評価の変化

　第4章から第9章までで例示した脳神経外科関連の2003年度DPC診断群（脳腫瘍，くも膜下出血，脳出血，脳梗塞，外傷）をもとに，2004年度DPCで相当する診断群に当てはめ，同じ算定方式で包括点数を算出比較した．

　具体的な比較は第10章で「脳腫瘍」を例に示したとおりである．

　例えば「悪性脳腫瘍」に該当する診断群を選び，30日間入院したと仮定して，その包括評価となる点数部分を計算した．

```
悪性脳腫瘍（30日間入院）

2003年　悪性脳腫瘍(21) ＝ 3,344 × 30 ＝ 100,320点
2004年　悪性脳腫瘍(13) ＝ 3,005 × 27 ＋ 2,221 × 3 ＝ 87,798点（87.5％）
```

2004年度の改定では診断群分類の数が1,860分類から1,727分類に減っており，このため同じ診断群でも，いわゆる診断群分類番号が異なってくる．上記の例でも2003年は21番であったが，2004年は13番に繰り上がっている．また，単純に診断群分類数が整理されただけでなく，入院期間の日数とそれに該当する1日あたりの包括点数も改定されている．この「悪性脳腫瘍」では，2003年は21番（入院期間Ⅰ＝38日，入院期間Ⅰ未満の1日点数＝3,344点）であったが，2004年は13番（入院期間Ⅰ＝28日，入院期間Ⅰ未満の1日点数＝3,005点）と改定された．

このようにして「各診断群の入院期間Ⅰの日数とその期間の1日設定点数」（表14）と「一定期間(30日間あるいは14日間)入院したと仮定した包括点数」（表15）を例示する．

## Ⅱ．脳腫瘍

「悪性脳腫瘍と良性脳腫瘍」，「悪性脳腫瘍での術後補助療法の有無」，「良性脳腫瘍での副傷病の有無」について比較した．該当する診断群の入院期間Ⅰはすべて短縮され，かつ該当する1日点数も一部を除き減点となっている（表14）．入院期間Ⅰの1日点数は10％減点されている診断群もある．このため30日間入院した場合の包括評価点数は，どの診断群においてもすべて減算となっている（表15）．最大12.5％ダウンとなっている診断群（悪性脳腫瘍で補助療法あり）もあり，特に2003年度で高点数に設定された診断群の減算比率が高い．

## Ⅲ．くも膜下出血

「重症度」，「手術の有無」，「クリッピングと血管内手術」について比較した．該当する診断群の入院期間Ⅰは2003年度とほぼ変わりないが，該当する1日点数は例示した診断群すべてでかなりの減点となっている（表14）．入院期間Ⅰの1日点数が17％減点されている診断群もある．このため30日間入院した場合の包括評価点数は軒並み減算となっている（表15）．減点点数を反映して17％もダウンしている診断群（JCS30以上でクリッピングした場合）もあり，特に2003年度で高点数に設定された診断群の減算比率が高い．

## Ⅳ．脳出血

「重症度」，「手術の有無（重症度別）」について比較した．該当する診断群の入院期間Ⅰは「軽症・手術なし」の診断群を除いてすべて延長となっている．逆に該当する診断群の1日点数はすべて減点となっている（表14）．入院期間Ⅰの1日点数は12％減点されている診断群もある．結果的には30日間入院した場合の包括評価点数は減算となっているが，下げ幅は大きくない（表15）．一方，「JCS30未満での

表14 包括点数評価の推移：入院期間Ⅰと1日点数の比較

| 分野 | 疾患群 | 診断群 | 入院期間Ⅰ 2003 | 2004 | | 1日点数 2003 | 2004 | |
|---|---|---|---|---|---|---|---|---|
| 脳腫瘍 | 脳腫瘍 | 悪性脳腫瘍 | 31 | 28 | ▽ | 3,344 | 3,005 | ▽ |
| | | 良性脳腫瘍 | 17 | 15 | ▽ | 3,166 | 3,111 | ▽ |
| | 悪性脳腫瘍 | 術後補助療法あり | 31 | 28 | ▽ | 3,344 | 3,005 | ▽ |
| | | 術後補助療法なし | 31 | 15 | ▽ | 2,802 | 3,111 | ▲ |
| | 良性脳腫瘍 | 副傷病あり | 17 | 15 | ▽ | 3,166 | 3,111 | ▽ |
| | | 副傷病なし | 15 | 14 | ▽ | 3,213 | 3,056 | ▽ |
| くも膜下出血 破裂脳動脈瘤 | SAH | JCS30未満 | 19 | 20 | ▲ | 4,769 | 4,387 | ▽ |
| | | JCS30以上 | 26 | 26 | → | 5,774 | 4,798 | ▽ |
| | JCS30以上 | 手術あり | 26 | 26 | → | 5,774 | 4,798 | ▽ |
| | | 手術なし | 4 | 4 | → | 6,023 | 5,671 | ▽ |
| | JCS30未満 | クリッピング | 19 | 20 | ▲ | 4,769 | 4,387 | ▽ |
| | | 血管内手術 | 18 | 18 | → | 4,882 | 4,359 | ▽ |
| 脳出血 | 頭蓋内血腫除去術 | JCS30未満 | 17 | 21 | ▲ | 3,808 | 3,361 | ▽ |
| | | JCS30以上 | 18 | 20 | ▲ | 4,343 | 4,137 | ▽ |
| | JCS30以上 | 手術あり | 18 | 20 | ▲ | 4,343 | 4,137 | ▽ |
| | | 手術なし | 4 | 5 | ▲ | 4,979 | 4,409 | ▽ |
| | JCS30未満 | 手術あり | 17 | 21 | ▲ | 3,808 | 3,361 | ▽ |
| | | 手術なし | 7 | 7 | → | 3,488 | 3,501 | ▲ |
| AVM | AVM | AVM摘出術 | 17 | 15 | ▽ | 3,515 | 3,530 | ▲ |
| | | 放射線治療 | 16 | 14 | ▽ | 3,043 | 3,027 | ▽ |
| HICH | HICH | 定位脳手術 | 20 | 15 | ▽ | 3,290 | 3,314 | ▲ |
| | | 頭蓋内血腫除去術 | 17 | 21 | ▲ | 3,808 | 3,361 | ▽ |
| 脳梗塞 | 手術なし | JCS30未満 | 17 | 15 | ▽ | 3,639 | 3,588 | ▽ |
| | | JCS30以上 | 6 | 13 | ▲ | 4,622 | 4,435 | ▽ |
| | 手術あり | JCS30未満 | 24 | 25 | ▲ | 4,241 | 3,578 | ▽ |
| | | JCS30以上 | 20 | 23 | ▲ | 4,648 | 4,312 | ▽ |
| | 手術別 | 手術なし | 17 | 15 | ▽ | 3,639 | 3,588 | ▽ |
| | | 脳血管内手術 | 24 | 15 | ▽ | 4,241 | 3,728 | ▽ |
| | | 動脈血栓内膜摘出術 | 19 | 15 | ▽ | 3,904 | 3,511 | ▽ |
| | | 動脈形成術・吻合術 | 21 | 13 | ▽ | 3,490 | 3,266 | ▽ |
| | | 経皮的脳血管形成術 | 11 | 11 | → | 3,919 | 3,930 | ▲ |
| | 内頸動脈狭窄症 （JCS30未満） | 動脈血栓内膜摘出術 | 14 | 15 | ▲ | 3,786 | 3,511 | ▽ |
| | | 経皮的脳血管形成術 | 11 | 11 | → | 3,919 | 3,930 | ▲ |
| 外傷 | 減圧開頭術 | JCS30未満 | 12 | 10 | ▽ | 3,522 | 3,122 | ▽ |
| | | JCS30以上 | 9 | 13 | ▲ | 5,042 | 4,463 | ▽ |

▲延長　▽短縮　　▲増点　▽減点

手術の有無」で格差が縮まり，軽症例では手術の有無にあまり左右されないように点数評価が改変されている．

### 1. 高血圧性脳内出血

「定位脳手術と頭蓋内血腫除去術」について比較した．「定位脳手術」の入院期間Ⅰが5日間も短縮されているのに対して，「頭蓋内血腫除

表15 包括点数評価の推移：一定期間入院したと仮定した包括点数

| 分野 | 疾患群 | 診断群 | 2003 | 2004 | 対2003年比 | |
|---|---|---|---|---|---|---|
| 脳腫瘍 | 脳腫瘍 | 悪性脳腫瘍 | 100,320 | 87,798 | 87.5 | ▽▽ |
| | | 良性脳腫瘍 | 83,752 | 80,421 | 96 | ▽ |
| | 悪性脳腫瘍 | 術後補助療法あり | 100,320 | 87,798 | 87.5 | ▽▽ |
| | | 術後補助療法なし | 84,060 | 80,421 | 95.7 | ▽ |
| | 良性脳腫瘍 | 副傷病あり | 83,752 | 80,421 | 96 | ▽ |
| | | 副傷病なし | 82,626 | 77,595 | 93.9 | ▽ |
| くも膜下出血 破裂脳動脈瘤 | SAH | JCS30未満 | 128,526 | 119,334 | 92.8 | ▽ |
| | | JCS30以上 | 165,835 | 137,680 | 83 | ▽▽ |
| | JCS30以上* | 手術あり | 80,836 | 67,172 | 83 | ▽▽ |
| | | 手術なし | 65,792 | 56,837 | 86.4 | ▽▽ |
| | JCS30未満 | クリッピング | 128,526 | 119,334 | 92.8 | ▽ |
| | | 血管内手術 | 130,366 | 116,392 | 89.3 | ▽▽ |
| | JCS30未満 手術点数込み | クリッピング | 200,226 | 191,049 | 95.4 | ▽ |
| | | 血管内手術 | 164,666 | 150,727 | 91.5 | ▽ |
| 脳出血 | 頭蓋内血腫除去術 | JCS30未満 | 102,452 | 92,270 | 90.1 | ▽ |
| | | JCS30以上 | 115,977 | 112,241 | 96.8 | ▽ |
| | JCS30以上* | 手術あり | 60,802 | 57,918 | 95.3 | ▽ |
| | | 手術なし | 57,779 | 54,056 | 93.6 | ▽ |
| | JCS30未満* | 手術あり | 53,312 | 47,054 | 88.3 | ▽▽ |
| | | 手術なし | 42,072 | 42,622 | 101.3 | ▲ |
| AVM | AVM | AVM摘出術 | 92,990 | 90,382 | 97.2 | ▽ |
| | | 放射線治療 | 80,085 | 76,836 | 95.9 | ▽ |
| | AVM 手術点数込み | AVM摘出術 | 178,190 | 175,582 | 98.5 | ▽ |
| | | 放射線治療 | 143,085 | 139,836 | 97.7 | ▽ |
| HICH | HICH | 定位脳手術 | 89,493 | 87,132 | 97.4 | ▽ |
| | | 頭蓋内血腫除去術 | 102,452 | 92,270 | 90.1 | ▽ |
| | HICH 手術点数込み | 定位脳手術 | 115,693 | 113,382 | 98 | ▽ |
| | | 頭蓋内血腫除去術 | 135,652 | 125,470 | 92.5 | ▽ |
| 脳梗塞 | 手術なし | JCS30未満 | 96,262 | 91,868 | 95.4 | ▽ |
| | | JCS30以上 | 121,310 | 116,382 | 95.9 | ▽ |
| | 手術あり | JCS30未満 | 119,488 | 102,222 | 85.6 | ▽▽ |
| | | JCS30以上 | 129,045 | 121,448 | 94.1 | ▽ |
| | 手術別 | 手術なし | 96,262 | 91,868 | 95.4 | ▽ |
| | | 脳血管内手術 | 119,488 | 98,608 | 82.5 | ▽▽ |
| | | 動脈血栓内膜摘出術 | 104,892 | 89,896 | 85.7 | ▽▽ |
| | | 動脈形成術・吻合術 | 95,810 | 81,403 | 85 | ▽ |
| | | 経皮的脳血管形成術 | 92,780 | 93,040 | 100.3 | ▲ |
| | 内頸動脈狭窄症 (JCS30未満) | 動脈血栓内膜摘出術 | 95,121 | 89,896 | 94.5 | ▽ |
| | | 経皮的脳血管形成術 | 92,780 | 93,040 | 100.3 | ▲ |
| | 内頸動脈狭窄症 (JCS30未満) 手術点数込み | 動脈血栓内膜摘出術 | 110,421 | 105,196 | 95.3 | ▽ |
| | | 経皮的脳血管形成術 | 114,880 | 115,090 | 100.2 | ▲ |
| 外傷 | 減圧開頭術 | JCS30未満 | 89,969 | 73,555 | 81.8 | ▽▽ |
| | | JCS30以上 | 131,966 | 117,690 | 89.2 | ▽▽ |

*14日間入院（その他は30日間入院）　▲増点，▽減点（10％未満），▽▽減点（10％以上）

去術」の入院期間Ⅰは4日間延長されている．逆に該当する「定位脳手術」の1日点数が増点されているのに対して，「頭蓋内血腫除去術」の1日点数は減点となっている（表14）．30日間入院した場合の包括評価点数はどちらも減算となっているが，両手術間の格差が縮まる結果となっている（表15）．出来高評価の手術点数を加えてもやはり「頭蓋内血腫除去術」のほうが高点数となる．

### 2．AVM

「AVM摘出術と放射線治療」について比較した．入院期間Ⅰはどちらも短縮され，該当する1日点数もほぼ変わりない（表14）．30日間入院した場合の包括評価点数はどちらも減算となっているが，数％程度の減少にすぎない（表15）．

## Ⅴ．脳 梗 塞

「手術の有無（重症度別）」，「手術種類別」，「内頸動脈狭窄症，動脈血栓内膜摘出術と経皮的脳血管形成術」について比較した．該当する診断群の入院期間Ⅰについて，JCS30以上の重症群ではいずれも延長となっているが，JCS30未満の軽症例は大幅に短縮されている．逆に該当する1日点数は，経皮的脳血管形成術が横ばいであるのを除いてすべて減点となっている（表14）．入院期間Ⅰの1日点数は16％減点されている診断群もある．結果的に30日間入院した場合の包括評価点数は，同じく経皮的脳血管形成術が横ばいであるのを除いて減算となっている（表15）．減点点数を反映して16％もダウンしている診断群（JCS30未満で手術した場合）もある．

## Ⅵ．外 傷

「減圧開頭術の重症度」について比較した．入院期間ⅠはJCS30未満の軽症例で2日間短縮しているのに対して，JCS30以上の重症例では4日間延長となっている．逆に該当する1日点数はどちらも約12％減点となっている（表14）．このため30日間入院した場合の包括評価点数は最大18％ダウンとかなり減算となっている（表15）．

ここでは第4章から第9章までで例示した脳神経外科の主な診断群（脳腫瘍，くも膜下出血，脳出血，脳梗塞，外傷）について，2003年度版と比較しながら2004年度改定により実際どのくらい点数が変化したかを比較呈示した．前述したように脳神経外科領域の診断群では，ほんの一部の例外を除いてほぼすべてが減点評価になっている．なかには最高18％も減算となっている診断群もある．

ここで包括評価点数が変わる主な因子は，「入院期間の短縮・延長」と「該当する期間の1日点数」である．入院期間は入院期間Ⅰ，入院期間Ⅱ，特定入院期間の3つに分けられ，それぞれの点数は入院期間

が長くなるにつれて逓減される．このため入院期間Iが短縮すればするほど，相対的な高点数期間が短くなり全体の総点数は低くなる．また，1日点数が減点されても必然的に総点数は下がる．

ここでは入院期間Iに焦点を当て，比較的短期間の包括評価点数について算定し比較検討した．入院期間Iを疾患別にみると，「脳腫瘍」，「AVM」，「脳梗塞慢性期疾患」，「脳梗塞，外傷の軽症例」の入院期間Iが短縮されている．逆に，「くも膜下出血」，「脳出血」，「脳梗塞，外傷の重症例」では入院期間Iが延長されている．すべてを検討しているわけではないが，予定手術，慢性期疾患，軽症の例では短縮された傾向である．その反面，急性期疾患や重症の例では延長されている．つまりあらかじめ的確な治療計画を立てやすく，治療合併症を最小限に抑えることのできる疾患群についてはコスト管理もしやすいと考えられる．逆に緊急性や重症度の高い疾患は集中治療となり，コストを度外視した治療が求められる傾向にある．このように点数改定の変遷だけをみると，慢性期型と急性期型の二極化している感を受ける．

DPC導入後の影響は2003年7月と8月，退院にかかわる調査で再検討された．DPC対象機関の平均在院日数の全体平均は明らかに短縮している．導入前年度の2002年が20.4日であったのに対して，導入後の2003年は18.8日となっている．この短縮は元来在院日数の短かった病院にも比較的長かった病院にも同様に起こっている．また，その要因として各診断群分類ごと自体の在院日数短縮によって起こり，在院日数の短い診断群に該当する患者選択によって起こったものではないという解析である．また，実際に包括対象となった1,860診断群のうち1,325診断群(71.2%)の在院日数が短縮していた．逆に包括対象外の692診断群では322診断群(46.5%)のみが在院日数の短縮を示した．たぶん「包括対象」という意識が自然と在院日数の短縮へつながったと予想される．このように在院日数の短縮効果は，導入にあたって期待された入院医療の効率化によるものと評価されている．医療機関が在院日数短縮などを含めて医療資源コスト管理への意識を高めたことに関しては，保険医療上大きな前進であると考えられる．

2003年度のDPC包括評価によって導入された急性期入院点数（ホスピタルフィー）の包括化と2004年度にさらに改定されたその適正な（？）点数設定（減額を含めて）が，今後の保険医療全体に及ぼす影響はいまだ推測の域を出ない．2004年度に示された医療行政の基本方針は，①国民皆保険体制とフリーアクセスの原則維持，②厳しい経済社会情勢のもとでの医療の安全と質を確保，③国民が納得できるシステム，である．あくまでも個人的意見であるが，「基本的入院費用については包括評価により決められた診断群別分類別に一定の点数を適正に償還する．技術料を含めたドクターフィー部分については出来高評

価(特定療養費を含めて)として別枠で支給する．また，出来高評価については，特定療養費も含めて患者の個人負担も加味する．このため技術料などはある程度自由裁量されることにより，医療技術を含めて医療の質が向上するとともに医療安全への意識も高まる．」というシナリオがおぼろげに浮き上がってくる．当然医療機関が差別化され，これまでの出来高請求に慣れている保険医療機関や保険医は戸惑うばかりか，取り残されていくことは必然であろう．

「医療の質」の点からすればこれまでの出来高払い方式のほうが多くの矛盾点を抱えている．例えば，的確な診断ができず多数の検査やむだな治療を行う「浪費」医師，長時間の手術やトラブルの多い「未熟」医師などのほうが結果的に診療報酬が多くなるという問題が生じている．このため包括払い方式における医療システムのほうが，良質の医療を提供する医師を優遇するという理にかなったシステムであることは否めない．保険医療システムには数々の問題があり解決されなければならないが，競争力を持ち特化した医療機関や医師が公正に優遇される時代になることは疑いのないところである．

# 12 保険請求における留意点：審査支払い・指導監査の視点から

　平成15年度に急性期の入院包括評価としてDPCが初めて特定機能病院に導入され，平成16年度はその見直しがなされた．さらに平成16年度社会保険診療報酬の基本方針には，医療の質の向上を目的としたDPCへの重点評価が盛り込まれている．昨今の経済情勢や医療の質の向上を目指して，包括評価払い方式DPCへの期待は大きく，今後は特定の医療機関だけなく幅広く一般病院にも導入されていくであろう．既に平成16年度からは特定機能病院だけでなく，手上げ方式によりDPC調査協力医療機関として一般病院にその導入が始まっている．このような状況の中でDPC対象医療機関の保険請求は今までと比較してどのように変わるのだろうか．

　筆者はこれまで，平成15年度版DPCにおける脳神経外科領域の診断群や平成16年度改定について概要を述べてきた．制度内容や導入後の改定内容についてはある程度ご理解いただけたと思うが，医療機関にとって経営管理上，最も重要となる診療報酬請求における審査支払いならびに医療指導監査はどう変わるのかはまだ不透明である．事務手続のうえで診療報酬を請求するのはそれほど難しいことではないが，その適否や審査・医療指導監査はどのような方向になるのかは皆目見当もつかないのではなかろうか．

　DPC導入に先立ち，旧厚生省は国立病院を中心に平成10年から日本版DRG/PPS (Diagnosis Related Group/ Prospective Payment System) の試行を行ってきた．試行医療機関ではコーディングミスが意外に多いことや医療内容の評価が不十分であるなどの問題点が噴出しており，結果的に不適切な診療報酬が生じてしまう可能性がある．その中で保険医療行政は，DPCの目標として掲げる「医療の質の確保」と「適正な診療報酬請求」がなされるように，問題点の整理とその解決策を検討している．

　ここでは実際の審査支払いや医療指導監査での留意点について解説する．また，DPCの診療報酬請求において適正な請求をするためにはどのように考えて行くべきかを概説する．なお審査支払いについては，後述する米国における中間支払機関や同僚審査委員会のような審査機構やシステムがまだ十分に確立されていないため，具体的な記述が困難である．このため審査支払い・医療指導監査を含めた大枠の方向性について述べたいと思う．

## Ⅰ. 米国 DRG/PPS での審査・監査

　米国の Medicare では 1983 年に診断群別所定報酬額支払い方式 (DRG/PPS) が導入され，1986 年に全面適用された．社会保障制度や DRG/PPS 自体の制度内容はわが国と異なるが，包括評価という基本理論は同一である．したがってわが国の DPC の審査支払いや医療指導監査を考えるうえでは非常に類似点があり模範となることは間違いない．

　詳細な米国 DRG/PPS の審査・監査機構については拙著（「米国の診断群別所定報酬額支払い方式における審査・監査機構」厚生の指標 50；8-16, 2003,「米国の包括医療」脳と循環 9；203-206, 2004）を参照していただければと思う．

　簡潔に説明すると，大きく 2 種類の審査，すなわち中間支払機関 (Intermediary) と同僚審査委員会 (Peer Review Organization：PRO) の制度機構により審査がなされる．中間支払い機関は，連邦政府と契約した民間保険会社で組織され，請求事務処理，請求審査などを行う．現在はオンライン方式で行われる．ここでは「医療の必要性」についても審査がなされ，請求書だけでなく患者情報に関する添付書類の追加提出も求められる．

　同僚審査委員会は実際の医療業務に携わる医療関係者により構成される審査機構である．一番の目的は「医療の質の維持と向上」であり，医療サービスが合理的か，医学的に必要か，有効的に供給されているか，医療の質の基準を満たしているか，などを判定審査する．具体的には 25％の医療記録を審査し，不必要・不適切な請求を抽出し，支払い拒否などを決定する．

　監査については厚生省総監督部 (Office of Inspector General：OIG) が不正請求に対して社会保障法に基づき行政処分を執行する．

　このように米国では DRG/PPS の審査・監査機構が確立され，公的医療保障がずさんに行われないように監視されるシステムが構築されている．では日本の DPC での審査監査システムはどのような方向で行われていくのであろうか．

## Ⅱ. 日本版 DRG/PPS 試行における保険請求上の問題点

　平成 10 年から旧国立病院系の医療機関を中心に日本版 DRG/PPS の試行が行われてきた．最終的な試行報告は公式発表に委ねるとして，平成 15 年に個人的に見聞した範囲内での医療機関側の保険請求上の主な問題点・課題とその目的を列挙する．

### 1. 診療録管理室設置の必要性
〔目的〕
・診療録の事務的最終点検（コーディングやサマリー）

・診療録の中央制御
・全体評価のためのデータ収集
### 2．医療の内容・使用資源について評価
〔目的〕
・医療の質の維持
・療養担当規則に則った保険請求
### 3．コストやプロダクト管理に関する評価
〔目的〕
・病院の経営管理に関する評価

　特に従前の出来高払いと比較して大きく異なり，また，さらに重要となる点はレセプトの請求内容より，むしろそのレセプトに記載される診断群の正確さである．当たり前であるが診断群によって請求点数が決定されるため，ミスコーディングは許されない．コードミスは不当あるいは不正請求に直結することになる．保険医が厳密に包括評価における診断群を理解して適正なコーディングをすることが理想的であるが，残念ながら現実的には無理な点が多いと考えられる．実際に行った診療行為に要した医療資源については，保険医が診療報酬請求することが基本原則である．しかし診療やそれ以外の雑務に追われる日本の医師が正確にシステムを把握し，請求事務をこなすことは不可能であろう．したがって医療機関は，保険医が決定した診断群を厳密にコードチェックする管理システムを構築する必要が出てくる．また，同時に医療機関の経営管理を統括するためにも必要となってくる．

## Ⅲ．DRG/PPS試行からみたDPC制度への提言

　前項の問題や課題から医療機関側がDPC導入および維持において整備確立しなければならない点を大きく3点挙げる．
### 1．内部評価・管理体制
　保険医によるコーディングはミスコーディングの可能性が高い．具体的には無知による単純なミスコーディング，また，ある程度知っていながらも出来高請求からの慣習によりアップコーディングしやすい傾向がある．ミスコーディング防止や適正なコーディングのためには機関内での内部管理評価体制が必要である．診療報酬上は「診療録管理加算」に相当する管理報酬である（実際のコストと比較すると明らかに点数が低すぎる）．
### 2．患者サマリー
　診断・治療を裏付けるために経過記録として必要である．特定機能病院では当然ながら作成しているはずである．ただし純粋な医学的なサマリーを意味するものではなく，保険請求および診断群適否の妥当

性を判断する目的のサマリーである．つまりレセプトには直接記載されない診断治療の根拠となる情報である．レセプトのような様式統一が望ましいが，無理ならば基準事項の記載を徹底させるなどの工夫を要するであろう．

### 3．医療機関全体のデータ収集や解析

各ＤＰＣ診断群のリスト（患者数，総点数，入院日数など）として全体にわたる統計情報の収集解析を要する．この全体評価は機関別償還係数の評価に必須であり，係数の妥当性を評価するうえで必須である．

あくまでも保険請求から検討した予想される大まかな問題点である．今後のDPCの審査支払いや医療指導監査において，どこまで情報の詳細を問われるかは別として，医療機関側に今までにない医療情報管理や統計処理が要求される．

また，前項の米国 DRG/PPS の審査・監査機構と照らし合わせてみると，現段階では評価という側面であまりにも未整備であると言わざるを得ない．当然試行期間であったことを考えれば，審査体制自体も試行錯誤であることは否めない．しかし導入後数年も経過していながら，さらに現行の DPC 制度導入に際しては不備な点が多い印象を受ける．今後は医療機関側を含めたグローバルな審査システムの確立が望まれる．これには審査支払い側の機構整備も要し，昨今議論されている審査基金の一元化なども考慮すべきと思われる．

## IV．DPC での審査支払い・指導監査における視点

出来高請求であろうと包括評価であろうと診療報酬が支払われる条件として，健康保険法第 43 条ノ 9 第 4 項に基づき以下の条件を満たすことが必要となる．

> 1) 保険診療として医学的妥当性・適切性
> 2) 保険診療として療養担当規則に基づく適切な実施
> 3) 診療報酬請求の根拠となる事項がカルテ等に記載
> 4) 診療報酬請求が点数表に基づく適正な実施
> 5) 診療情報及びレセプト情報入力の適切性

特に包括評価においては 5 番目の条件が重要となる．

以上の 5 つの条件を満足しているかが，法的な立場で適正な保険請求を問う場合に重要視される．また，審査や指導監査時において確認される点にもなる．では実際にはどのような具体的ポイントに着目すべきであろうか．

## V．実際の評価における着眼点（個別評価と全体評価）

　出来高払いと異なり包括支払いになれば，医療内容が過剰診療から過少診療になりやすい傾向がある．従来の出来高払いでは，不適切あるいは不必要に過剰に施行された医療行為の適正化を目標として審査指導が行われてきた．一転して包括払いでは，実際に行われる「医療の質」に焦点を当てる必要がある．したがって個別評価では，患者の入退院が妥当か，包括評価診断名が正確か，医療が適切に行われているか，などが評価される．

　また，出来高払いと大きく変わって新たに医療機関別の評価がなされるため，個別症例・個別疾患だけでなく機関別の全体評価も必要となる．そのためには各機関で自主的に評価（自主評価制度）を行い，適正な保険請求を促すように自助努力をする必要がある．

### 1．個別評価　（医療情報の評価と「医療の質」の担保）

　診断群名だけのレセプトではその根拠を問う場合に不十分である．このためにも患者の基本情報（個人情報，請求情報，医療情報）が必須となる．事務的にはコーディングの適否を評価する必要があるが，併せて「医療の質」を判断することが必要となる．このため画一的に評価できる適正な材料（患者サマリー）を要する．したがって患者サマリーは個人情報，請求事務サマリーと患者医療情報サマリーから構成されることになる．具体的には**表16**に示すように，個人情報，診療報酬請求情報，医療情報に分かれる．

　医療情報には，入退院基準，診断基準，治療内容を確認する情報が必要である．大きくは下記に焦点が絞られる．

#### a）入院の要否（入院治療の必要性）

　入院の根拠となる医学的評価であり，外来治療や外来検査でも可能と思われる病状での入院は不適切とされる．

#### b）診断名の妥当性（検査項目とその検査結果）

　検査結果から導き出される診断が妥当であるか，また，診断群と一致するかどうかあるいは妥当かどうか．さらに診断に至る検査の種類・回数が妥当であるかなどが問われる．もっとも包括評価であるため，既に検査自体を極力最小限にするインセンティブが既にあり，現実的にはこの問題は発生しない．むしろ診断に至る検査内容が十分であるか，特に安易に診断していないかが問われる．つまりミスコーディングやアップコーディングにつながっていないかがポイントになる．

表16　患者個別サマリー（案）

| 〔個人情報〕 | 〔医療情報に関する事項〕 |
|---|---|
| 氏名 | ・入院の基準 |
| 生年月日 | 入院医療の必要性　　（医学的な）根拠となる理由 |
| 性別 | 検査・教育入院の場合 |
| 保険種類 | その他の入院の場合 |
| 保険番号 | 特定入院期間にかかる場合 |
| 入院科 |  |
| 主治医（保険医番号） | ・診断基準 |
| 〔診療報酬請求情報〕 | 内　　容　　　傷病名の診断に至った医学的根拠 |
| ・DPC選択に関する事項 | 愁訴（症状等） |
| 最終DPC診断群番号：＿＿＿＿＿＿ | 理学的所見等 |
| 　　　　　　　　入院月　　退院月 | 検査項目等 |
| 傷病名 | 　検査結果 |
| 　ICDコード | その他の特筆すべき事項 |
| 手術 |  |
| 　Kコード | ・治療基準 |
| 処置等1 | 内　　容　　当該治療を選択するに至った医学的根拠 |
| 　区分番号 | 　　　　　　（検査所見等）とその具体的内容 |
| 処置等2 | 投薬 |
| 　区分番号 | 注射 |
| 副傷病 | リハビリテーション |
| 　ICDコード | 精神科専門療法 |
| 重傷度等 | 処置 |
|  | 手術・麻酔 |
| ・請求点数に関する事項 | 放射線治療 |
| DPC診断群番号 |  |
| 入院期間（日） | ・退院基準 |
| 総点数 | 転帰（DPCレセプトの記載要領に基づき記載） |
| 包括点数（再掲） | 転帰の医学的根拠等（症状，検査結果等） |
| 　入院期間Ⅰ未満 | 退院時の指導内容 |
| 　入院期間Ⅰ以上Ⅱ未満 |  |
| 　入院期間Ⅱ以上 |  |
| 包括外点数（再掲） |  |
| 　指導管理等 |  |
| 　在宅医療 |  |
| 　検査 |  |
| 　リハビリテーション（薬剤料除く） |  |
| 　精神科専門療法（薬剤料除く） |  |
| 　手術・麻酔 |  |
| 　放射線治療 |  |
| 特定入院期間点数（再掲） |  |

### c）治療内容（治療選択の根拠）

施行した適正治療を決めるに至った診断と検査内容・結果．これには投薬，注射，処置，手術などを含み，その整合性も問われる．手術などは包括外請求となるが，手術術式などにより診断群が変更される場合がある．

### d）退院の妥当性（退院の妥当性，退院計画）

現在のDPCの点数設定は「1入院当たり」ではなく「入院1日当たり」である．このため退院についてはまだインセンティブは働きにくいが，いずれ「1入院当たり」への改定がなされれば，早期退院についての妥当性が問われる．つまり治療が不十分であるにもかかわらず退院させていないか．また，早期退院の後に再入院させて二重取りしていないか，である．

## 2．全体評価（中央管理と監視）

これまでの出来高評価と大きく異なる点は，各個別の請求処理だけに終わらず，医療機関全体を評価しなければならない点である．しかも自主的に管理していくことなり，新たに独立した医療管理体制を要することになる．集中管理の必要性は，単に請求事務をするということではなく，ミスコーディングを含めた最終チェックなどの評価をしなければならないということである．いずれ各診断群の治療成績や手術成績の評価もされることになるであろう．また，全体評価としては，単にデータの提出や提示に終わらず，医療機関独自の「医療機関係数」にもかかわることになる．また，全体傾向と個別評価の矛盾点のないことも確認される．

### a）専任の管理機関・管理者の設置
### b）個別評価
・個別症例の最終チェック（請求事務，コーディングの適否，医療内容）．
・個別疾患群の統計解析．
・ＤＰＣ各分類ごとの件数，総点数，担当科，担当医師のデータ．

### c）全体評価
・各診断群を含めた機関全体評価（償還係数の適否）．

ここではDPCの保険請求の視点から審査支払いや指導監査にあたっての留意点について，米国DRG/PPSおよび日本版DRG/PPS試行を含めて，その大まかな今後の方向性を述べた．包括評価により大きく変化すると予測される点は「医療内容の向上あるいは医療の質の改善」と「医療機関による全体・個別の集中管理」の2点が挙げられる．DPC本来の導入目的は「医療の質の向上」かつ「医療の効率化」である．したがって保険請求上の事務管理だけでなく，「医療の質の担保」

「医療内容の適正化」さらに「医療の管理体制」に対しても審査支払い・医療指導監査の焦点が当てられることになる．

　DPCは平成15年から既に導入されているものの，制度や保険請求の適正を評価するシステムについては十分検討がなされていないのが現状である．DPCの運用が今後軌道に乗れば当然ながらこれらの適否について厳しく問われるようになるであろう．従前の出来高請求と異なり，診断群コード番号によって請求点数が明確に分けられるため，厳密な診断群管理を要することは本文で十分理解いただけたことと思う．さらに「医療の質」に着眼した医療内容自体も問われるため，請求事務と合わせて適正な評価管理を要することになる．

　このようにDPC導入により個別評価としては「医療の質」に焦点が集まる．一方，医療機関にとって大きく変貌するのは医療の中央集中管理であろう．すなわち病院自体の組織も大きく変革していかなければならなくなる．これまで行われてきた「診断→治療→医療資源投与→資源費用の加算計算→保険請求」といった単純でかつ一方通行の管理ではない．医療内容，診断群内容，診断群・疾病情報管理，合わせて医療資源コスト・その他のコスト管理を相互にまたグローバルにマネージメントし，戦略的に経営管理する方針へと転換しなければならない．

　DPC導入によって最終的に何が一番変わって欲しいか．やはり医療や保険診療に対する医療機関や医師の意識であろう．医療内容・医療の質の向上ばかりでなく医療コスト管理を含めて考え方を新たに行わなければならない．単に請求方法が変わったという意識ではなく，医療の質の向上が期待され，かつ医療自体がマネージメントされる時代になったということを肝に銘じなければならない．「患者が病院に来て，単に治療して，結果的にかかった費用がいくらでそれを保険請求する」といったこれまでの意識ではもはや通用しないであろう．「患者が病院を選択し，その患者に対して限られた医療資源を有効に利用し，効率の良い一定品質の医療を提供し，その報酬として（保険診療では）医療費が還付される」という認識が必要である．このような漠然とした思いは皆持っているかもしれない．しかし，現在実際の現場で患者ニーズを的確に把握し，それぞれのニーズをセグメント化して，供給できうる医療資源と比較したうえで有効に投入するといった，医療機関全体としての戦略を構築実行している機関がいったいどのくらい存在しているだろうか．われわれ医師を含めて，医療機関管理者には今後このような意識感覚が求められる．

　DPCを含めて今後の保険制度がどのように変化するか，具体的な枠組みについては不透明な点が多い．しかし昨今の時代の流れからして，その変化の方向性は明らかである．DPC導入を機会に保険診療や医療の本質への意識を今から改革して実行に移していく必要があろ

う．まだ「医療の質」に焦点が当てられ始めたばかりであるが，将来はそれに加えて「独自性」「特異性」さらには「価値性」が求められるようになるに違いない．機会があれば保険診療だけなく，混合診療（現在「違法」という意味で使用されているが，特定療養部分を加えた「新しい保険診療」という意味で）や自由診療を踏まえた将来の医療機関の考え方やあり方，そして具体的な経営管理を含めた医療機関全体における戦略の構築・実践について意見を述べたいと思うが，今回は「保険診療上の包括評価」について限らせていただいた．

　本編がどれだけ読者の役に立ったかは推測の域を出ない．DPC導入機関の保険医の先生方にDPCの実際を解説することも目的の一つであるが，むしろ現在出来高払いで請求されている先生方に「包括評価とは何か？」，「包括評価になると医療はどう変わるのか？」をわかっていただくことが大きな目的である．制度改革を期に今一度，保険診療や今後の医療体制について再考していただければ幸いである．「保険のことなんか最前線の医療をやっている医師には関係ない」と言われる医師も多いことであろう．また「医療に金銭的なことを持ち出すのは不道徳だ」という意見もあろうかと思う．保険ルールを無視した保険請求をして「保険医取り消し」となった医師を目の前にしてそれは言えないであろう．また，いまやMRIなくして診断している脳外科医がいるだろうか．高度な医療を行うにはそれなりの医療技術資源コストを要することは当然である．

　本編を通して最後に一言だけ言わせていただければ，DPC制度・包括評価体制が日本の医療システム変革の起爆剤となり，医療機関にとっても，また，それにもまして患者にとって良質の医療を提供できる体制が確立されることを切に希望したい．

# 用 語 索 引

**欧文略語**

ACNU …………………………………………………………………… 13
AVM 摘出術 ………………………………………………………… 54, 55
CBDCA ………………………………………………………………… 13
CDDP …………………………………………………………………… 13
DPC …………… 1, 45, 50, 55, 57, 58, 59, 60, 63, 64, 65, 66
DRG/PPS …………………………………………………… 58, 59, 60, 63
IFN-$\beta$ …………………………………………………………………… 13
MCNU …………………………………………………………………… 13
OIG ……………………………………………………………………… 58
PCZ ……………………………………………………………………… 13
PRO ……………………………………………………………………… 58
VCR ……………………………………………………………………… 13
VP-16 …………………………………………………………………… 13

**あ**

悪性脳腫瘍 ………………………………………………… 11, 12, 46, 48, 50
意識障害 ……………………………………………………………… 16, 21, 42
医療機関別係数 ………………………………………………………… 2, 8, 9
インターフェロン療法 ………………………………………………… 12, 46, 47
オンコビン …………………………………………………………………… 13

**か**

化学療法 ……………………………………………………………………… 12, 13
カイトリル …………………………………………………………………… 13
開頭クリッピング ……………………………………………… 18, 20, 42, 44
外傷 …………………………………………………………………………… 54
患者サマリー ………………………………………………………… 59, 61, 62
機能評価指数 ………………………………………………………………… 2, 8
くも膜下出血 ………………………………………………………………… 16, 51
グラン ………………………………………………………………………… 13
クリッピング … 16, 17, 18, 19, 40, 41, 42, 43, 44, 51, 52, 53
経皮的脳血管形成術 ……………………………………………… 29, 30, 31, 54
血管内手術 ………………………………………………………… 18, 20, 43, 44
検査入院 ……………………………………………………………… 40, 41, 42
減圧開頭術 …………………………………………………………… 35, 36, 37
高血圧性脳内出血 …………………………………………………………… 25, 52

## さ

- サイメリン ………………………………………………… 13
- 在院日数 …………………………………………………… 2
- 重症度 ……………………………………………………… 14, 27
- 術後補助療法 …………………………………………… 12, 13, 47
- 紹介外来加算 …………………………………………………… 9
- 審査・監督機構 ………………………………………………… 58
- 神経系疾患 ……………………………………………………… 38
- 診断群分類 ………………………………………………… 3, 6, 8, 9
- 診療報酬請求 …………………………………………………… 60
- 診療録管理室設置 ……………………………………………… 58
- 診療録管理体制加算 …………………………………………… 9
- 頭蓋内血腫除去術 ……………… 21, 22, 23, 24, 25, 35, 38, 52, 53
- 穿頭術後脳室ドレナージ ……………………………………… 23
- 選択的血管造影加算 …………………………………………… 41
- 創傷処理 ……………………………………………… 35, 37, 38

## た

- 退院計画 ………………………………………………………… 63
- 中心静脈注射 …………………………………………………… 12
- 調整係数 ………………………………………………………… 2
- 定位脳手術 …………………………………………… 22, 25, 52, 53
- 出来高範囲点数 ………………………………………………… 1
- 頭部・顔面外傷 ……………………………………… 34, 35, 39
- 動脈形成術・吻合術 ………………………………… 22, 29, 30
- 動脈血栓内膜摘出術 ……………………… 28, 29, 30, 31, 32, 52, 53
- ドクターフィー ……………………………………………… 10, 55

## な

- 内頸動脈狭窄症 …………………………………………… 31, 52, 53
- ナツラン ………………………………………………………… 13
- ニドラン ………………………………………………………… 13
- 日本版 DRG/PPS ……………………………………………… 57, 58
- 脳血管撮影入院 ………………………………………………… 41
- 脳血管内手術 ……………………………………………… 28, 29, 30
- 脳梗塞 ……………………………………… 27, 28, 29, 33, 42, 54
- 脳梗塞慢性期疾患 ……………………………………………… 55
- 脳室ドレナージ …………………………………………… 37, 38
- 脳腫瘍 ………………………………… 9, 11, 46, 47, 51, 52, 53
- 脳出血 ……………………………………………………… 51, 55

脳切除術 ………………………………………………………… 35
脳動静脈奇形 …………………………………………………… 24
脳動静脈奇形摘出術 ……………………………………… 22, 24

**は**
パラプラチン …………………………………………………… 13
破裂脳動脈瘤 …………………………………………………… 16
非外傷性硬膜下血腫 ……………………………………… 34, 35
非外傷性頭蓋内血腫 ………… 21, 22, 23, 24, 25, 26, 34
不当請求 …………………………………………………… 15, 32
副傷病 ………………………… 14, 15, 19, 22, 25, 31, 32, 43
米国 DRG/PPS …………………………………………… 58, 59
包括範囲点数 ……………………………………………… 1, 2
包括評価総点数 ………………………………… 7, 8, 9, 40
放射線治療 ………………………… 12, 24, 45, 52, 53
放射線療法 ………………………………………………… 46, 47
ホスピタルフィー ………………………………………… 10, 55

**ま**
慢性硬膜下血腫 ………………………………………………… 38
慢性硬膜下血腫穿孔洗浄術 ……………………………… 35, 38
未破裂脳動脈瘤 ………………………………… 40, 41, 42, 43

**や**
薬事法承認適用外 ………………………………………… 13, 14

**ら**
ラステット ……………………………………………………… 13
ランダ …………………………………………………………… 13
良性脳腫瘍 ………………… 11, 12, 15, 46, 47, 48, 52, 53